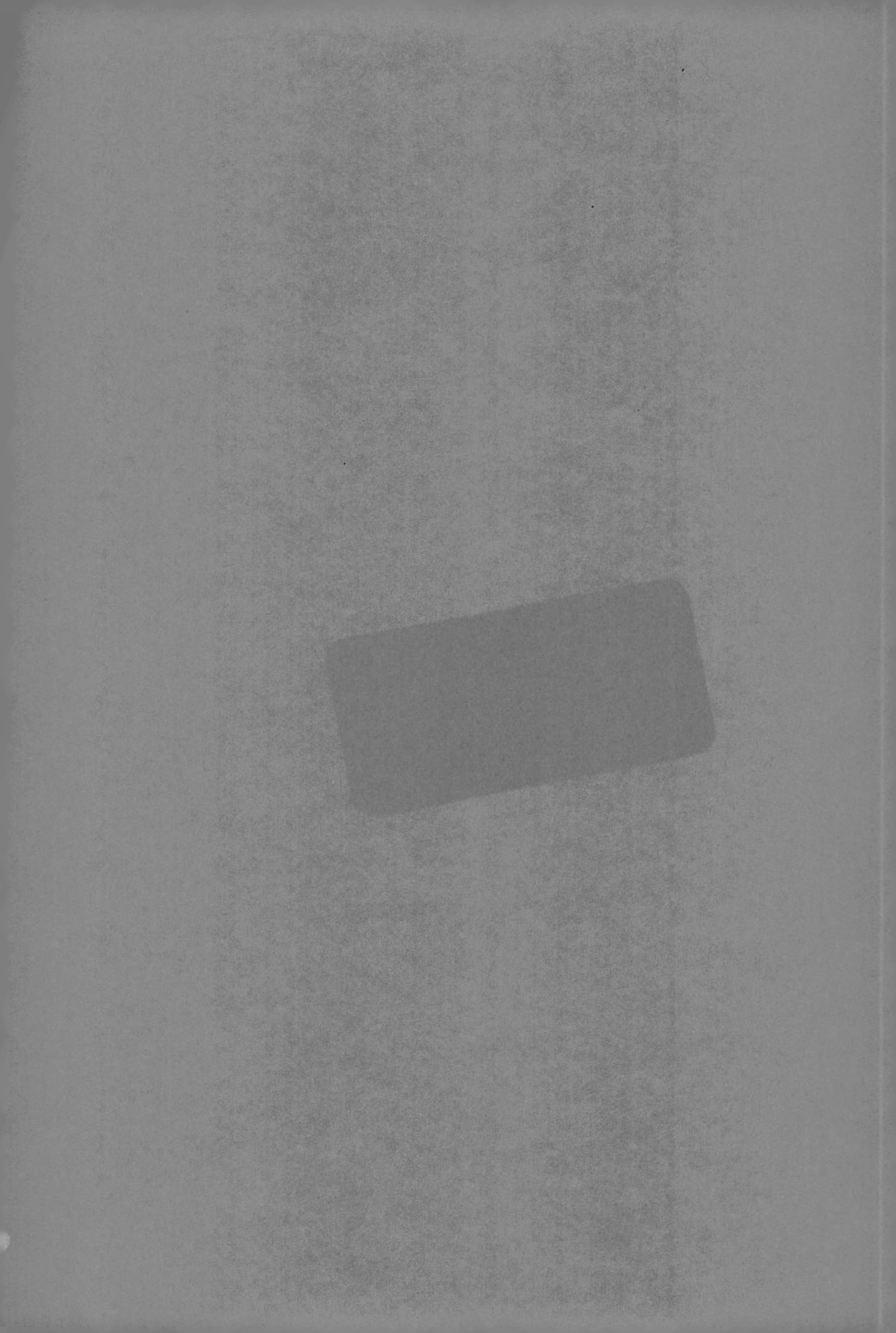

根本治癒！脳が教えてくれる「見えないトラブル」

全国治療家支援協会代表
あさひ・快信・豊田整骨院グループ総院長
豊田竜大

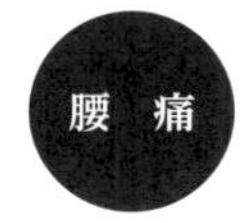

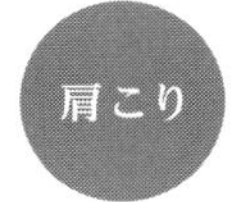

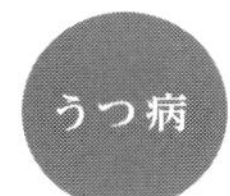

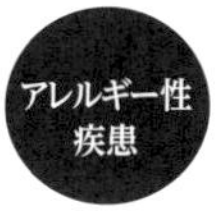

その背後に隠された
本当の原因は何か？

現代書林

まえがき

近年、医療の進歩には目覚ましいものがあります。

しかし、どれほど医療技術が発達しても、ちょっとした腰痛ひとつをなかなか治せないというのが現代医療の現状です。これは西洋医学だけに限りません。鍼灸や整体、カイロプラクティックといった代替医療についても、同じことが言えます。

なぜなのでしょうか？

本書は、私が取り組む「イネイト活性療法」の優位性を主張したいがために書いたものではありません。従来の医療では治らない症状や疾患の背後に、実はその原因としてさまざまな「見えないトラブル」が隠れていることを、ぜひみなさんに知っていただきたい。

そんな思いで書いたものです。

さまざまな症状や疾患の裏には、どんなトラブルが潜み、なぜそんな症状や疾患になって現れたのか？

私たちには、私たち自身の体の中で起きていることを知る権利があります。と同時に、私たち自身の体の中で起きているトラブルを知る義務もまたあります。自分自身の体と向き合うことによってはじめて、そうしたトラブルを克服できるからです。

自分の体は自分自身で守れるようになってほしい。これが本書で私が訴えたい、第一のことなのです。

２０１８年　秋

著者

根本治癒！　脳が教えてくれる「見えないトラブル」●目次

PROLOGUE

その症状の背後にある本当の原因

どんな治療法でも治らなかった症状が……

PART 1

体を蝕む「見えないトラブル」

「見えないトラブル」とは何か？

「見えないトラブル」ケース 1

脊髄の弛み／神経の癒着／脳の前転

腰痛・肩こり・五十肩・ひざの痛み……そんな体の痛み・こわばりの背後には
「脊髄の弛み」「神経の癒着」「脳の前転」が隠れている

「見えないトラブル」ケース 2

見えない骨折・感染／重金属等の体内蓄積

骨粗鬆症・関節リウマチ・線維筋痛症……現代医学でも対処の難しい疾患の背後には「見えない骨折・感染」「重金属等の体内蓄積」が隠れている

「見えないトラブル」ケース3
脳の設定障害（免疫・設置・接地面・骨や軟骨の耐用時間）

膠原病・アレルギー性疾患・うつ病……免疫の異常や心の問題の背後には「脳の設定障害（免疫・設置・接地面・骨や軟骨の耐用時間）」が隠れている

「見えないトラブル」ケース 6

周波数障害／電磁波障害

電磁波過敏症・心の問題・手足の震え……現代社会が生み出した新たな疾患の背後には「周波数障害」「電磁波障害」が隠れている

「見えないトラブル」ケース 7

自律運動の消失・偏り・減少

「見えないトラブル」の根源……治りにくく、再発を何度も繰り返す症状の背後には「自律運動の消失・偏り・減少」が隠れている

PART 2

「見えないトラブル」にも対処できる それを一点で解消する「イネイト活性療法」とは

PART 3

あなたにもできる「イネイト活性療法」
科学的、医学的にも検証されている

PROLOGUE

その症状の背後にある本当の原因

どんな治療法でも
治らなかった症状が……

腰痛、首痛、五十肩、ひざ痛……あなたの症状は何ですか?

厚生労働省による平成28（2016）年度の国民生活基礎調査によると、国民のうち何らかの症状を持つ人の数は人口1000人あたり約306人。そのうち、男性は「腰痛」の症状を持つ人がもっとも多く、次に「肩こり」という順になっています。

一方、女性は「肩こり」がもっとも多く、次に「腰痛」「手足の関節が痛む」という順です。

さらに、65歳以上の高齢者に限って見てみると、足腰に痛みのある人の割合は、男性では1000人あたり210・1人、女性では266・6人という数字です。

つまり、5人に1人以上は足腰の痛みに悩まされているのです。

事実、腰痛や肩こり、そして、五十肩やひざ痛など手足の関節の痛みを訴える人は、あなたの身近にもいるはずです。そして、この本を手にしているということは、あなたもその1人かもしれません。

腰痛や肩こり、五十肩やひざ痛などは、筋肉や骨格の問題なので、まとめて「筋骨格系の症状」と呼ばれます。

国民の健康状況（平成28年国民生活基礎調査）

年齢別に見た有訴者率（単位：人口1,000対）

年齢階級	総数	男	女
総数	305.9	271.9	337.3
9歳以下	185.7	198.1	172.8
10～19	166.5	162.4	170.4
20～29	209.2	167.7	250.3
30～39	250.6	209.0	291.0
40～49	270.0	224.9	313.6
50～59	308.8	263.0	352.8
60～69	352.8	330.6	373.5
70～79	456.5	432.2	477.2
80歳以上	520.2	449.1	533.2

男女別に見た有訴率上位5症状（単位：人口1,000対、複数回答）

男

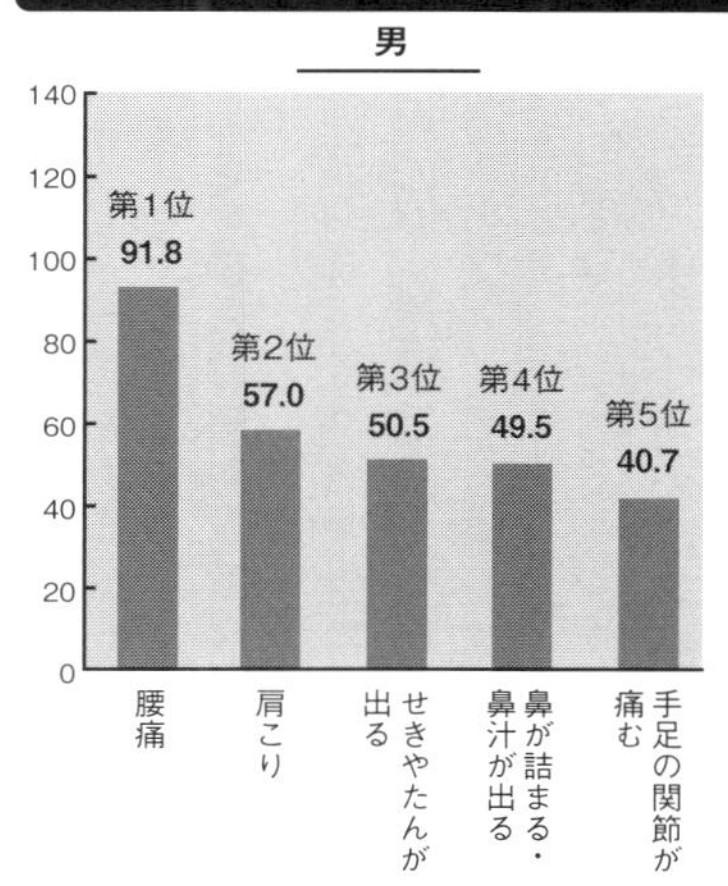

女

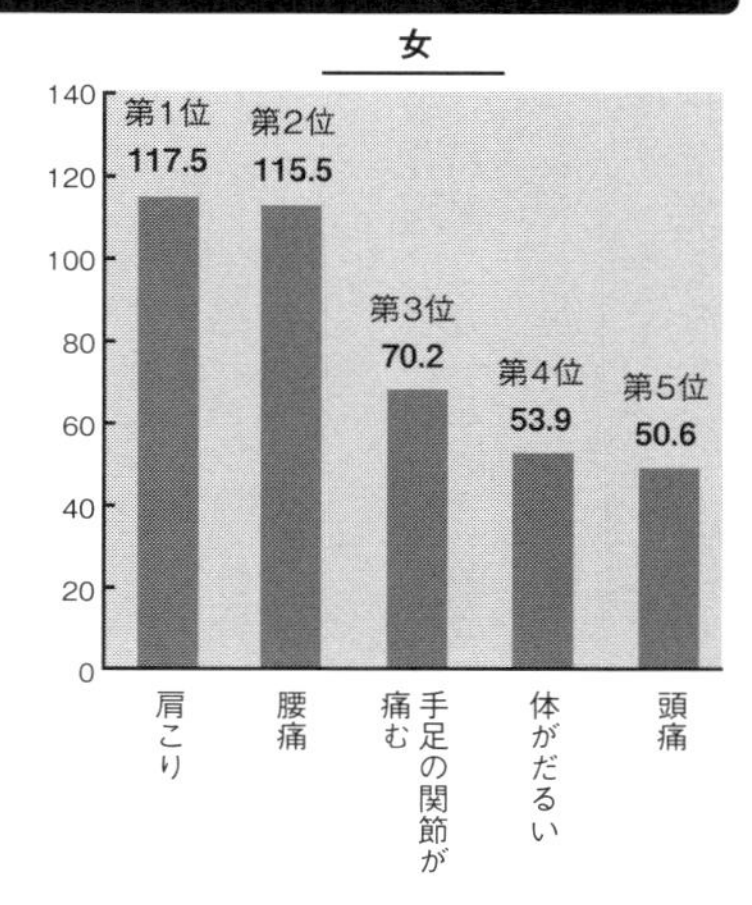

筋骨格系の症状の多くは身近なものですが、日常生活に何かと支障を生じ、重症化すると立てなくなったり歩けなくなったりします。

そこで、それら筋骨格系の症状がつらくなってくると、多くの人は整形外科や整骨院、あるいは、鍼灸や指圧マッサージ、整体やカイロプラクティックなどを受診することになりますが、国民生活基礎調査の結果を見る限り、それらの治療や施術はあまり功を奏していないように思います。

もし、功を奏していたなら、高齢者の5人に1人以上が足腰の痛みに悩まされているという現状はありえません。

根本原因を治さなければ症状は何度もぶり返す

最近、街を歩いていると、数多くの整骨院や整体院などを見かけます。しかし、たくさんのそういった治療院があるにもかかわらず、筋骨格系の症状に悩む人はいまだ数多くいます。

それは、なぜでしょうか?

腰痛や肩こりを起こしているところに対してマッサージや鍼を施すと、そのときは症状が楽になります。しかし、多くの場合、しばらくするとまた症状がぶり返すものです。
このように症状がぶり返すということは、症状の根本原因が治っていないということでしょう。

なぜ、根本原因を治せないかというと、西洋医学をはじめ、ほとんどの治療法では人体をパーツの集まりのように捉えていて、腰痛なら腰だけを、ひざ痛ならひざだけを、五十肩なら肩だけを診ているからです。しかし、実際には、症状を起こしているその場所以外に根本原因があることが多いのです。

たとえば、腰や肩の筋肉が張って痛みを生じている場合、その場所だけに問題が生じていると考えてしまいがちですが、実際にはその背後にたくさんの「見えないトラブル」が隠れています。

そして、それらの「見えないトラブル」のうち、症状の根本原因となっているものを探して治さなければ、症状は何度でもぶり返してきます。

さらに悪いことには、一部の治療において、症状が起きている患部ばかりをいじって、かえって悪化させているケースも見受けられます。

根本原因ではない場所を過度に刺激してしまうと、かえって症状はこじれてしまうもの。これは、根本原因をそのままにして、症状を薬で抑え込む場合と同じです。

根本原因と関連する「見えないトラブル」をまとめて治す

西洋医学を含むほとんどの治療法がそのような現状であるのに対し、一部の治療法では、人体をパーツ単位で捉えず、症状の原因を探る試みをしています。

しかし、そういった治療法もまた十分に功を奏していないのは、原因の原因のそのまた原因……というように根本原因にまでさかのぼっていないからです。と言うより、さかのぼるための手段を持たないのです。

症状があるとき、そこには必ず症状の原因があるはずですが、その原因を引き起こしている別の原因があることも少なくありません。そして、その原因にもまた原因があるというように、通常はひとつの症状についてたくさんの原因が存在しています。

たとえば、ある人の腰痛の原因が右の腎臓の機能低下だったとして、その機能低下の先を探っていくと、脳で起きている血液循環のトラブルが原因になっていることがわかったとします。

さらに、その原因の原因のそのまた原因……と追究していくと、そのいきついた先に根本原因があるので、そこを治さなければ根本治療とはなりません。

私の提唱するイネイト活性療法はそのように、症状の根本原因と、そこに連なるさまざまな「見えないトラブル」を探り、まとめて治すことができます。

なぜそう言えるかというと、ほとんどの症状において１回の施術で確かな結果が得られ、数回の施術で症状の顕著な改善を見て、ぶり返すことなくそのまま完治に至ることが多いからです。

これは、根本原因をしっかり捉えた治療になっているからでしょう。

私が最初に整骨院を開いたとき、開院まもなくして、毎朝の受付開始後30分で１００人以上の患者さんが並ぶ状況となりました。これは、根本原因をしっかり捉えた治療が功を奏し、他院ではありえない成果を上げられたからです。

症状は「見えないトラブル」を知らせるサインとして起きる

さて、ここまで説明したことについて視点を変えて考えてみると、体に起きている症状は、知らず知らずに体を蝕んでいる、さまざまな「見えないトラブル」を知らせるサインであるともいえます。

これは、火事に例えるとわかりやすいでしょう。

症状の根本原因やそれに関連する「見えないトラブル」を「火元」に例え、症状を「火災報知器」に例えてみます。

その場合、腰痛や肩こり、五十肩やひざ痛などの症状は火災報知器が鳴っているようなものです。ここで、報知器の音がうるさいからとスイッチを切ったとしても、火は消えていないので再び報知器は鳴り出すことになります。つまり、症状がぶり返すわけです。

そもそも、火災報知器の音（＝症状）は、火元（＝根本原因・見えないトラブル）の存在を示すサインですから、むやみにそれを止めてはいけません。

すべての火元を探して火を消してしまえば、火災報知器は完全に止まります。

私の経験上、ひとつの症状の背後にはさまざまな「見えないトラブル」が「火元」として隠れていることがわかっています。そして、患者さんの訴える症状の根本原因となっている「見えないトラブル」だけでなく、すべての「見えないトラブル」を治療すると、劇的な症状改善をみることもわかっています。

たとえば、腰痛の背後には、筋肉や腱や椎間板などの問題はもちろんのこと、結核菌の感染や神経の癒着、レントゲンに写らないほどの微細な骨折や骨の傷、電磁波の影響、循環器系の問題といった「見えないトラブル」が隠れているかもしれません。

腰痛というと腰だけの問題と考えがちですが、それらの火元（＝見えないトラブル）を

腰痛の背後には、こんな「見えないトラブル」が……

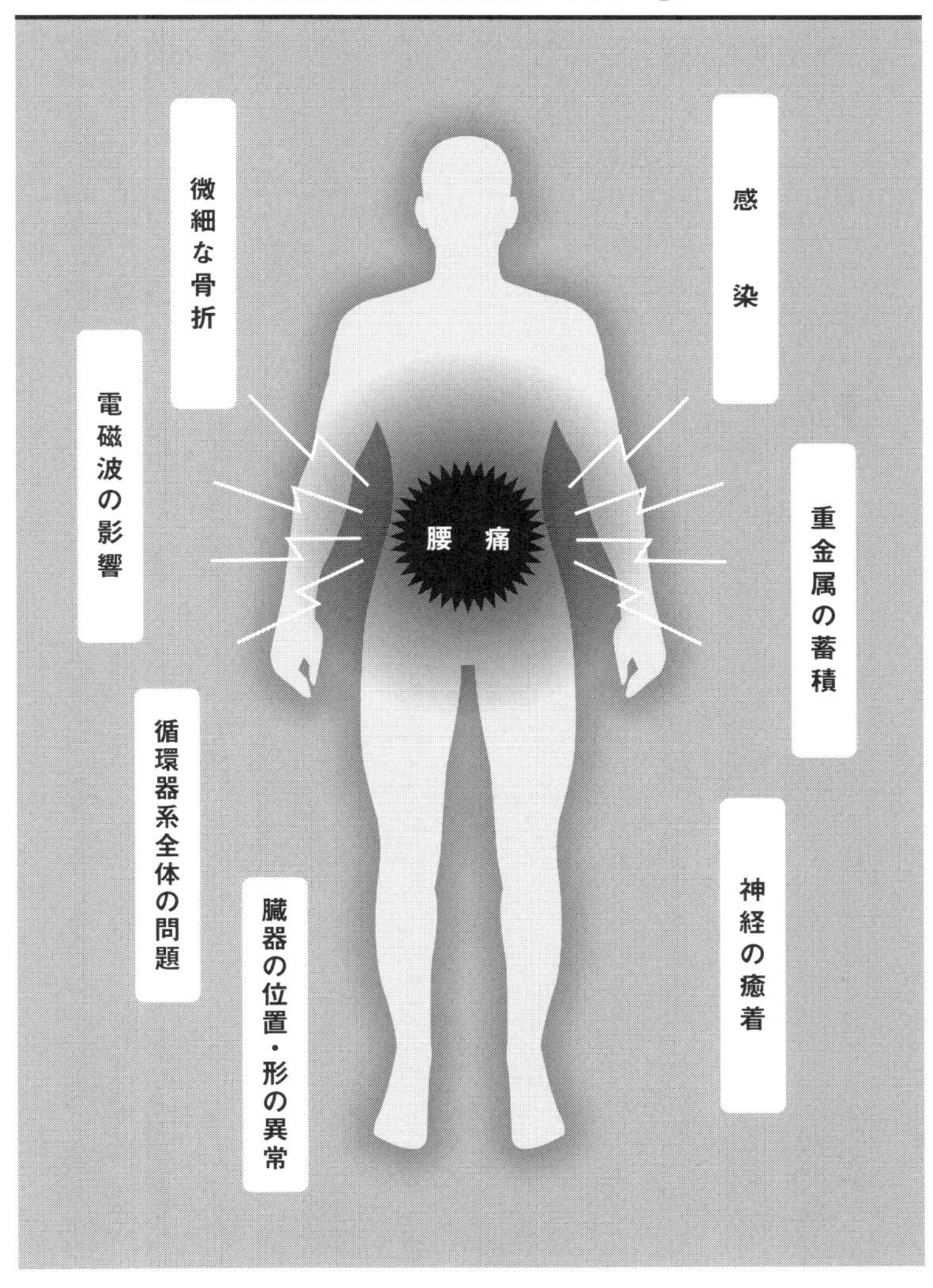

すべて治さなければ、火災報知器（＝症状）は完全に止まらないのです。

これは腰痛や肩こり、五十肩やひざ痛といった筋骨格系の症状だけでなく、あらゆる症状・疾患にいえることです。

どんな症状・疾患であれ、その背後に隠れて体を蝕んでいるすべての「見えないトラブル」を治さないことには、真に完治することはないでしょう。

子どもの頃のささいな転倒も「見えないトラブル」に

本書はその「見えないトラブル」の数々を広く皆さんに知ってほしいという思いで、書きました。

「見えないトラブル」は多岐にわたっており、さきほど触れた、レントゲンに写らない微細な骨折や骨の傷、細菌・ウイルスの感染、神経の癒着、電磁波の影響、循環器系の問題などのほか、重金属や化学物質の蓄積、臓器などの形のゆがみや位置のズレ、不十分な呼吸……といった問題が、症状の背後に隠れていることがよくあります。

また、脳に起きている「見えないトラブル」が、症状を起こしているケースも少なくありません。

脳のトラブルというと、脳梗塞や脳溢血といった重大な疾患を思い浮かべますが、そのような病院で至急対処が必要なものばかりでなく、一見ささいに見えるトラブルが「見えないトラブル」となって、さまざまな症状を引き起こします。

たとえば、子どもの頃に転んで頭を打った経験は誰しもあると思いますが、そのとき、打ったところの内部の脳組織が打ち身のようになって、後々、問題になるケースが多く見られます。

打ち身といっても医学的に問題視されるレベルではありませんが、それでも、それが「見えないトラブル」となって、ずっと後になってから症状を引き起こすのです。

さらに、脳のトラブルとして、脳の変形やむくみなどハードウェア面（モノとしての脳）の問題のほか、ソフトウェア面（脳の働き）の問題も存在します。

脳には、体の本来あるべき状態に関する情報が記録されており、その情報にもとづいて実際に体を機能させるプログラムが組まれていますが、何らかの理由でそのプログラムがおかしくなっていると体が正常に働かなくなります。

私はこれを「脳の設定障害」と呼んでおり、イネイト活性療法ではそこのところまで含めて治療していきます。

「脳の管轄」と「自律運動」

イネイト活性療法では、体の本来あるべき状態を知っている脳に対して、体に起きているトラブルのすべてをきちんと伝えることで、体はすみやかに治癒へ向かうと考えます。事実、その考え方にもとづく治療によって、ほかの治療院や病院で治らなかった症状が数多く完治しているのです。

そもそも、さまざまな「見えないトラブル」が起きてくるのは、体のその場所が脳の管轄を外れているからです。

つまり、体の本来あるべき状態を知っている脳が、何らかの理由でその場所へ目が行き届かなくなり、そこの管理がおろそかになった結果、「見えないトラブル」が生じ、それが症状を引き起こすのです。

先ほどの火事の例えで言うと、この脳の働きを「高感度の煙センサーを備えたスプリンクラーシステム」と考えてもいいでしょう。

脳は「高感度の煙センサー」の中枢として働き、全身に張り巡らされたスプリンクラーの管によって、小さな火でもすぐさま消し止めます。

脳の管轄を外れた場所で、トラブルが起きる

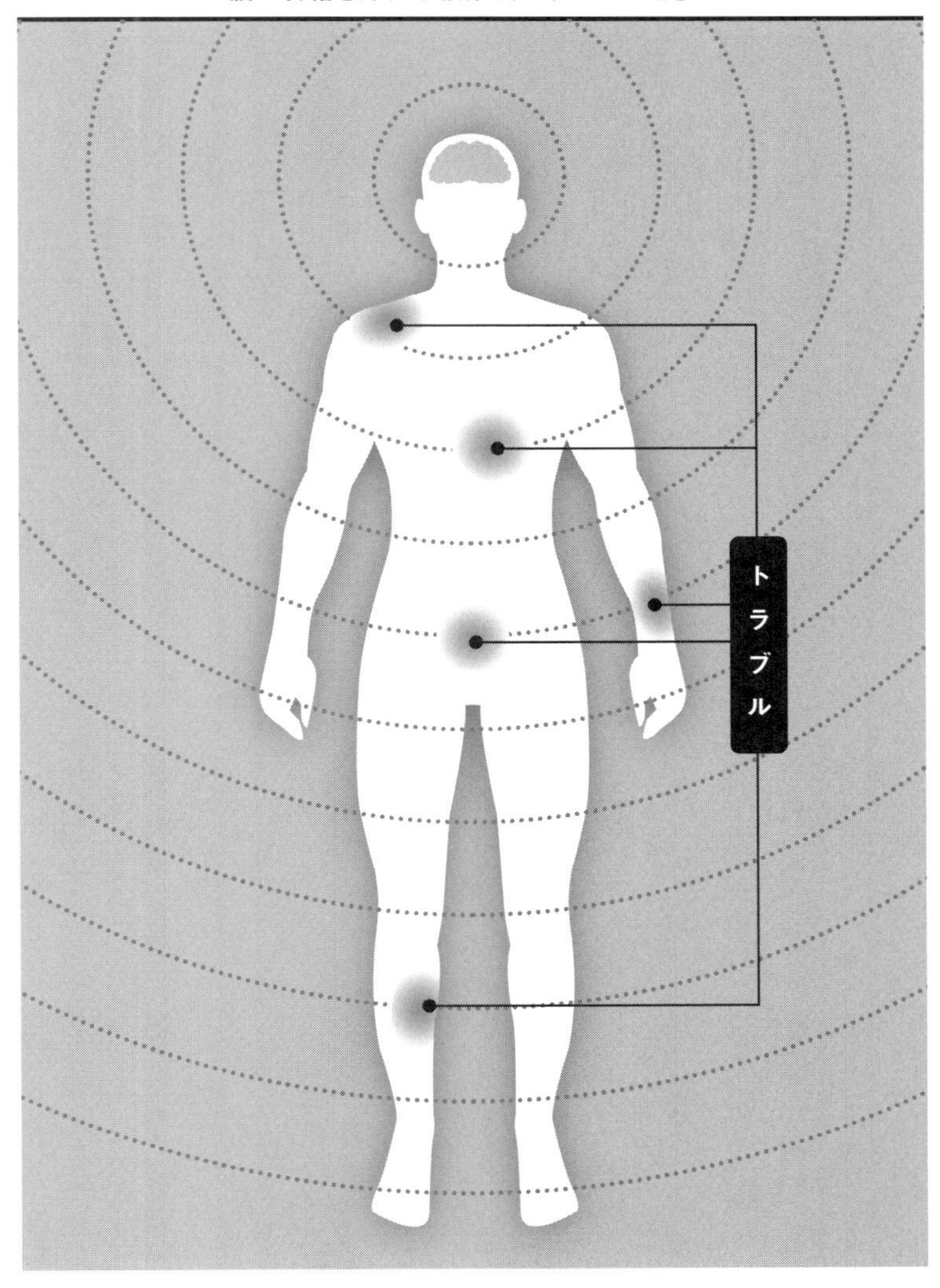

この場合、脳の管轄を外れるというのは、「高感度の煙センサー」の監視下から外れたためにスプリンクラーが機能しなくなるということです。

そうなると、ちょっとした小さな火の段階で消し止められず、火勢が盛んになった段階でようやく火災報知器（＝症状）がけたたましく鳴り出します。

逆にいえば、「高感度の煙センサー」の監視がきちんと行き届いていれば、スプリンクラーにより、小さな火の段階で即座に消火されるので大きな火になることはなく、火災報知器も鳴る必要がありません。これは、体でいうと、全身すべてが脳の管轄に入っている状態です。

人体を構成する各パーツは自律的にゆらゆらと揺れていて、私はこれを「自律運動」と呼んでいますが、脳の管轄を外れた場所は例外なくこの自律運動が消失しており、イネイト活性療法の施術では、これがひとつの重要な目安となります。

つまり、全身のすべてのパーツで自律運動が滞りなく起きていれば、脳の管轄から外れた場所はないということです。この状態では、どんな症状も疾患も起こりえません。

イネイト活性療法はなぜ一点で治せるのか?

イネイト活性療法では、イネイト検査法（従来は「豊田式スキャニング検査法＝T－Sテスト」と表記）という方法を用いて、症状の背後に隠れている「見えないトラブル」のすべてを探し出し、それらを「統括ポイント」と呼ばれる一点で施術します。

なぜそれが可能かというと、検査によって「見えないトラブル」を明らかにすると、脳がそれらのトラブルをきちんと把握するからです。

私たちの脳は、体の本来あるべき状態を知っているので、脳が自分の体に起きているトラブルを知ると、それを治す方向へ治癒力を働かせます。

それらのトラブルは個々に独立して起きているのではなく、相互に関連して起きています。それは、体はバラバラなパーツの寄せ集めではなく、ひとつの存在として相互に関連しあって働いているからです。

そこで、症状の背後に隠れる「見えないトラブル」の数々も、やはり相互に関連しあっているのです。

そのような相互の関連も含め「見えないトラブル」のすべてを自律運動レベルで脳が把

握すると、脳は「ひとつ」としての体を取り戻すことになり、体の本来あるべき状態へ向けて治癒力を働かせます。

統括ポイントただ一点のみで施術ができるのは、そのためです。「ひとつ」の体だから一点で治せるのです。

本書では、そのイネイト活性療法の考え方と実際の手法についても説明します。

科学的・医学的に証明されたイネイト活性療法

一点で治すイネイト活性療法は、その特徴ゆえに、これによって体が良くなるということをなかなか信じてもらえません。

私をはじめ、イネイト活性療法で施術している施術者の症例をすべて合わせると100万件超の実績があり、その多くで患者さんの訴える症状が完治していますが、それでもなお、この施術を受けたことのない方にお伝えするとなると、どうしても伝えきれない部分が出てきてしまいます。

体で起きている「見えないトラブル」をすべて解消し、つらい症状から解放される方法があるのに、それをうまく伝えられないもどかしさ……その思いをどうにかすべく、私はイネイト活性療法の効果を科学的・医学的に証明してみようと考えました。

一般財団法人日本臨床試験協会（ＪＡＣＴＡ）の協力を得て、臨床試験を実施したところ、イネイト活性療法には動脈硬化を改善させる可能性があり、身体の違和感や不調に効果があることが証明されました。

この結果は論文にまとめられ、日本先端医療医学会の学会誌『先端医療と健康美容』に「豊田治療　イネイト活性療法による身体状態の改善」のタイトルで掲載。さらに、この論文は英訳もされ、アメリカのハーバード大学やイギリスのオックスフォード大学出身メンバーで構成されるHvO アカデミーから「HvO WORLD AWARD」という賞を贈られました。

聞いた話では、自律神経系に対する手技療法の分野で「HvO WORLD AWARD」を贈られたのは私の論文が世界初だそうです。

本書では、イネイト活性療法の効果が科学的・医学的にも証明されたことを知っていただくため、この論文についてもその概要を紹介しています。

この本を通じて、「見えないトラブル」がいかに健康を妨げているのかということ、そして、その「見えないトラブル」を知り、解消すると、損なわれた健康がみるみる回復するということを知っていただけたなら、これ以上の喜びはありません。

PART

体を蝕む「見えないトラブル」

「見えないトラブル」

とは何か?

体を蝕む「見えないトラブル」を知ることの重要性

プロローグでも述べましたが、整形外科や整骨院、あるいは、鍼灸や指圧マッサージ、整体やカイロプラクティックなどの治療院が世の中にたくさんあるにもかかわらず、腰痛や肩こり、五十肩やひざ痛といった身近な筋骨格系の症状に悩む人はほとんど減る様子がありません。

それは、それらの治療院で症状の根本原因が治っていないからです。

根本原因を治せないのは、症状が起きている腰や肩に問題が生じていると考え、そこだけを治そうとするからです。そのような治療法は一時的に症状を緩和できたとしても、何度もぶり返して、なかなか完治には至らないでしょう。

実際には、ひとつの症状の背後にはたくさんの「見えないトラブル」が隠れており、その中で症状の根本原因となっているものを見つけて治さなければ、完治に至りません。だから、腰痛ひとつとってもなかなか治らないのです。

もちろん、世の中には良い治療法もあって、それらは「見えないトラブル」のいくつかに気付き、そこへアプローチして多少の成果を上げているようです。

もしくは、知らず知らずに、根本原因となっている「見えないトラブル」に触れているケースもありえます。まぐれ当たりのようなものですが、ともかく、それで良くなることもあるわけです。

しかし、多種多様な「見えないトラブル」のすべてをきちんと見つけられる治療法は、西洋医学も含め、これまで存在しませんでした。

病院で「異常なし」と言われたのに痛みの症状がなくならない、といったケースがたくさんあるのはそのためです。

症状があるということは、必ずその原因となるトラブルが体で起きているはずです。したがって、「異常なし」といっても、それは単に異常を見つけられないというだけです。まさに「見えないトラブル」です。

このＰＡＲＴでは、そのような、体を蝕む「見えないトラブル」の数々を皆さんに紹介していきます。

それは、自分の体の中で起きている現象を知ることこそが、真の健康への第一歩になるからです。

「見えないトラブル」はなぜ見えないか？

「見えないトラブル」をきちんと見つけられ、その中で症状の根本原因になっているものへ適切に対処できたら、筋骨格系の症状に限らず、どんな症状や疾患でも治癒へ向かいます。

「見えないトラブル」の代表的なものに、レントゲンに写らない微細な骨折や、細菌感染などがありますが、それらは病院では「異常なし」と診断されることが多いものです。

レントゲンに写らなければ当然、異常は認められないわけですし、細菌感染にしても、感染症としての症状が出ていなければ、体内に一定量の細菌が潜伏していても問題視されません。

つまり、現在の一般的な医療機器では確認できなかったり、確認できたとしても、問題のないレベルだとして「異常なし」の診断を下されてしまったりするというわけです。

しかし、病院では「異常なし」であっても、体は異常（=見えないトラブル）があることを知っていて、それを症状として現してきます。

イネイト活性療法では、症状とその背後にある異常との因果関係を詳細に調べた結果、数々の「見えないトラブル」を見つけることができました。

体に何らかの症状が起きている方は、ここで紹介する「見えないトラブル」のほとんどすべてが起きていると考えていいでしょう。

ただし、そのうち症状の根本原因になっているものは各自異なっていて、複数の「見えないトラブル」が連動する経路もやはり十人十色です。

脳は「体の本来あるべき状態」を知っている

さて、仮に「見えないトラブル」を見つけることができ、症状の根本原因が明らかになったとしても、それを治せるとは限りません。実際、西洋医学も含め、これまでの治療法では「見えないトラブル」のほとんどを治せないのです。

たとえば、臓器の形のゆがみを治せる治療法があるでしょうか？

私の知る限り、これまでの治療法では無理です。その手段がありません。

では、イネイト活性療法は、どのようにしてそれを治しているのでしょう。

プロローグでも説明しましたが、脳には、体の本来あるべき状態に関する情報がすべて記録されています。言い換えれば、脳はこうした場合、どうすれば体が良くなるのか、あるいはどうしなければいけないのかといったことを、もともとわかっているということです。情報として持っています。

ところが、脳からそうした正確な情報を取り出せない状態、すなわちあとからも出てくる「設定障害」に陥ってしまった結果、「体が本来あるべき状態」に戻れなくなっているというわけなのです。具体的には、たとえば何らかの理由で自律運動が消失してしまったためです。

そこで、イネイト活性療法では、イネイト検査という方法を用いて、症状の背後に隠れる「見えないトラブル」のすべてを探し出し、それに対応する情報を脳から取り出せるようにします。

脳から適切な情報が取り出せれば、体は「本来あるべき状態」へ向かうように治癒力を働かせ、根本原因から症状に至るまで、きれいに治っていくのです。

体で起きている「見えないトラブル」のほとんどを、イネイト検査により、くまなく探し出すことができると、劇的な治療成果を得られます。

その一例が、イネイト活性療法を指導している方の1人で、娘さんが多発性硬化症を患っているという70歳の女性のケースです。

多発性硬化症とは、脳や脊髄、視神経などに異常が生じる原因不明の病気で、国の特定疾患に認定されている指定難病です。

その女性は病院をはじめ、いろいろなところへ娘さんを連れていったそうですが、どこへ行っても症状が改善せず、最終的にたどり着いたのがイネイト活性療法でした。

女性が自らこの施術法を学び、娘さんに施したところ、多発性硬化症の症状が劇的に改善し、事実上の完治といってもいい状態に。これまで施術者としての経験がない方であっても、イネイト検査を詳細に行うと、このような治療成果が得られるのです。

その後、この女性はイネイト活性療法の施術者として開業されています。

なお、本書で紹介している症例は特に記述のない限り、イネイト活性療法のセミナーの受講生によるものが主となっています。

これは、創始者の私や、私が指揮を執る整骨院グループでの治療でなくても、技術さえきちんと学んでもらえれば、誰もが確実に治療効果を上げられるという事実を示すためです。

25年来の難聴が1回の施術で聞こえるように

症状の重さと、その背後にある「見えないトラブル」の数や重症度は必ずしも比例していません。

たったひとつのささいな症状の背後にたくさんの「見えないトラブル」が存在するケースもあれば、長年悩まされてきた重い症状の原因がシンプルで軽度な「見えないトラブル」だったというケースもあります。

ですから、医学的には重い症状であっても、イネイト活性療法であっさり完治してしまうことも起こりえます。

また、同じ種類の「見えないトラブル」だからといって、同じ症状を引き起こすわけではないので、「この症状はこのトラブル」といった対応関係は特になく、症状ごとの決まった治療法もありません。

そこはまったく人それぞれとしか言いようがないので、症状と、根本原因となっている「見えないトラブル」との関係は、イネイト検査で調べるしかないのです。

たとえば、よくあるのが、肩こりや腰痛が循環システムの異常を示す症状として現れているケースです。

その場合、患者さんはいつ血管が切れてもおかしくないような状態にあり、その「見えないトラブル」を知らせるために、肩こりや腰痛といった軽めの症状が引き起こされるのです。

そのような循環システムの異常は、肩こりや腰痛など、よくあるような症状ばかりでなく、より重い症状を引き起こすこともあります。

ある男性は25年前から両耳の難聴を抱えており、耳元で大きな声を出したときだけ、なんとか聞こえるという状態でした。

イネイト検査で調べると、その背後には40年前に始まった循環システムの異常がありました。まさしく「見えないトラブル」です。

そのほか、脳の組織の軟化、全身各所への重金属の蓄積、耳小骨の微細骨折、内耳神経の癒着と感染、腎臓への重金属と食品添加物の蓄積と感染……といった「見えないトラブル」が発見されました。

それらすべてを統括ポイントの一点だけで施術したところ、施術後の第一声は「聞こえる！」。2メートル離れたところで話す声も聞こえるようになったのです。

翌日、さらに聞こえるようになり、「家族との会話ができるようになった」との喜びのお手紙をいただきました。

イネイト活性療法では、このような劇的な症例は珍しくありません。

循環システムの異常は数十年をかけて悪化していくので、そのときは問題ないように見えても、放置しておくと、数年後、数十年後に脳の血管が切れるなど重大な疾患につながることがあります。

その前に健康診断などで問題に気付く可能性もありますが、その頃には異常がかなり進行してしまっているでしょう。

しかし、イネイト活性療法なら、そのずっと前の段階で異常を探し出し、それを治療できます。

この難聴の方のケースでも、そのまま放置しておいたなら、やがて大事に至ったものと思われます。

なぜ、脳から適切な情報を取り出せなくなってしまうのか？

先に触れたように、さまざまな「見えないトラブル」が起きてくるのは、その場所に関する正しい情報が、何らかの理由で脳から取り出せない状態になっているからです。

繰り返しますが、脳は「体の本来あるべき状態」についての情報をすべて持っています。体に不調が生じれば、どうすれば良くなるかということも、脳はわかっています。したがって、その情報を脳から取り出すことができれば、体は自然に「本来あるべき状態」に戻り、「見えないトラブル」も消えていくはずなのです。

では、なぜ脳から情報が取り出せなくなるのか？　それには、次の三つの原因が考えられます。

①脳・体の水分量が不足している。
②脳そのものに何らかのトラブルが起きていて、脳からの通信がうまくいっていない。
③脳も神経も正常だが、対症療法による「偽りの情報」が問題になっている。

まず①の場合ですが、脳から体、体から脳への情報伝達は神経を通して、電気信号のやり取りで行われているため、水分が必要になります。体内の水分量が通常より少しでも低下すると、そのやり取りにトラブルが起こり、情報が混乱してしまうのです。

また、原因②の、脳そのものにトラブルが起きている場合、それを治せる治療法は、私の知る限り、これまで存在していません。少なくとも、ここでいうトラブルはまず治せないはずです。

ただし、この原因②のケースでも、脳が「体の本来あるべき状態」を知っているということは変わりません。知ってはいるけれど、脳そのもののトラブルで情報をうまく取り出せないことがあるのです。

脳から情報が取り出せなくなる3つの原因

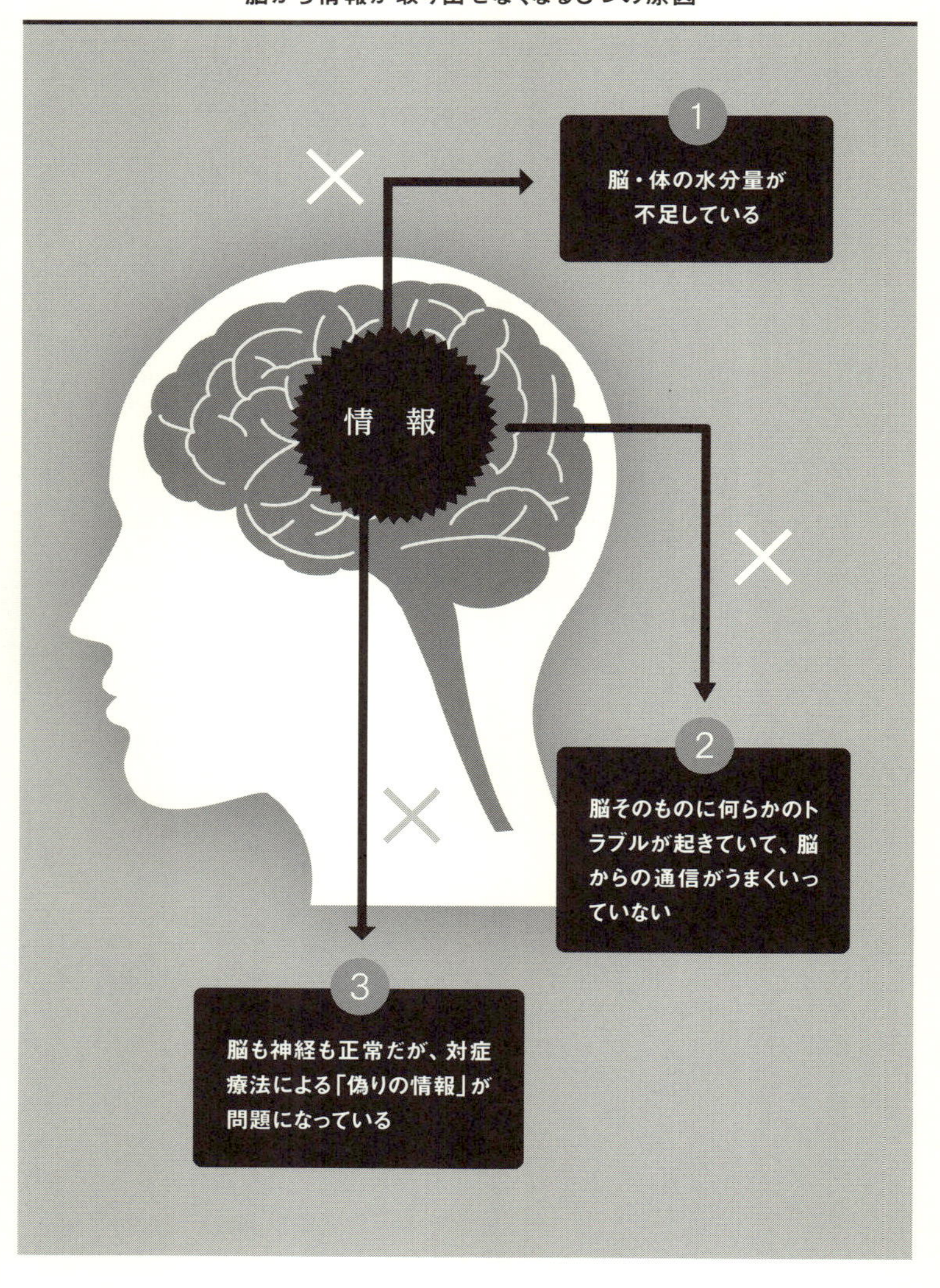

原因③の、対症療法による「偽りの情報」というのは、たとえばひざを痛めている人がサポーターをつけたり、肩こりの肩にシップを貼ったり、腰痛の腰に痛み止めの注射を打ったりして、本来、感じるべき痛みが緩和されるようなことを指します。

痛みを緩和したいのは当然のことですが、それにより、体の状態が脳へ正しく伝わることが妨げられることになります。

急性の痛みや炎症を緩和する上で薬は大変有益ですが、慢性的な疾患に関しては、かえってそれが症状を長引かせたり悪化させたりすることになるでしょう。

イネイト検査で根本原因を突き止めて確実に治す

イネイト検査によって、「見えないトラブル」が起きている体のさまざまな場所に関する正しい情報を脳から取り出すことができれば、問題箇所は「本来あるべき状態」へ向けて自然治癒力を働かせ始めます。

そのようにイネイト活性療法の治療効果を最大に引き出すには、イネイト検査により症状の根本原因を突き止めることがもっとも重要になります。

ただ漫然とイネイト検査を行うのではなく、症状の直接の原因となっているトラブル、そのトラブルの原因となっているトラブル、さらにそのトラブルの原因となっているトラブル……というようにして根本原因まで探ることで、確かな治療効果を得られます。

たとえば、症状の原因が「肝臓の膨張」にあるとして、それに対してただ施術を施しても、治療効果が十分に得られないことがあります。その「肝臓の膨張」の原因を探っていき、根本原因にまでたどり着かなければならないのです。

そのような体組織の膨張や萎縮に関しては、細胞レベルの脂肪量や水分量を決めている脳の設定に問題が生じているケースがほとんどです。

かかとが痛くて歩けないといった場合も同様で、かかとの部分の脂肪細胞に脂肪量が不足しているケースが多くあります。その場合、脳の設定を治療して、脂肪がしっかり入るようにすると痛みが解消されます。

こういう治療は西洋医学も含め、従来の治療法では不可能でした。そのための検査法も治療法もなかったのですから無理もありません。

イネイト活性療法では、病院が治せないものも数多く改善しています。

脳性マヒを持つ高校1年の女子生徒の症例では、病院で治る見込みがないと言われたにもかかわらず、イネイト活性療法の施術により、ひざが拘縮して「く」の字状態となり伸びなかったのが、まっすぐになって自然に立ち、少し歩けるようになりました。

この症例のように、多くのケースでは症状の重さにかかわらず、症状の大幅な改善をみることになります。

ただし、症状が改善しても、イネイト検査で「見えないトラブル」が確認できる間は施術を継続したほうがいいでしょう。特に根本原因については、それが完全になくなるまで施術して再発の芽を摘んでおきたいところです。

諦めていた介助なしの歩行ができるようになった

杉本あすか

私は超未熟児で生まれました。そして、1歳のときに脳室周囲白質軟化症（脳性マヒ）と診断され、3歳で四肢マヒ（両手足のマヒ）だとわかりました。まだ軽度だったので、一般の学校に通うことができました。しかし、介助の先生に手助けをしてもらえれば何とかなることも、一人では思い通りにできません。頭では理解していても、身体が思ったように動かないのです。

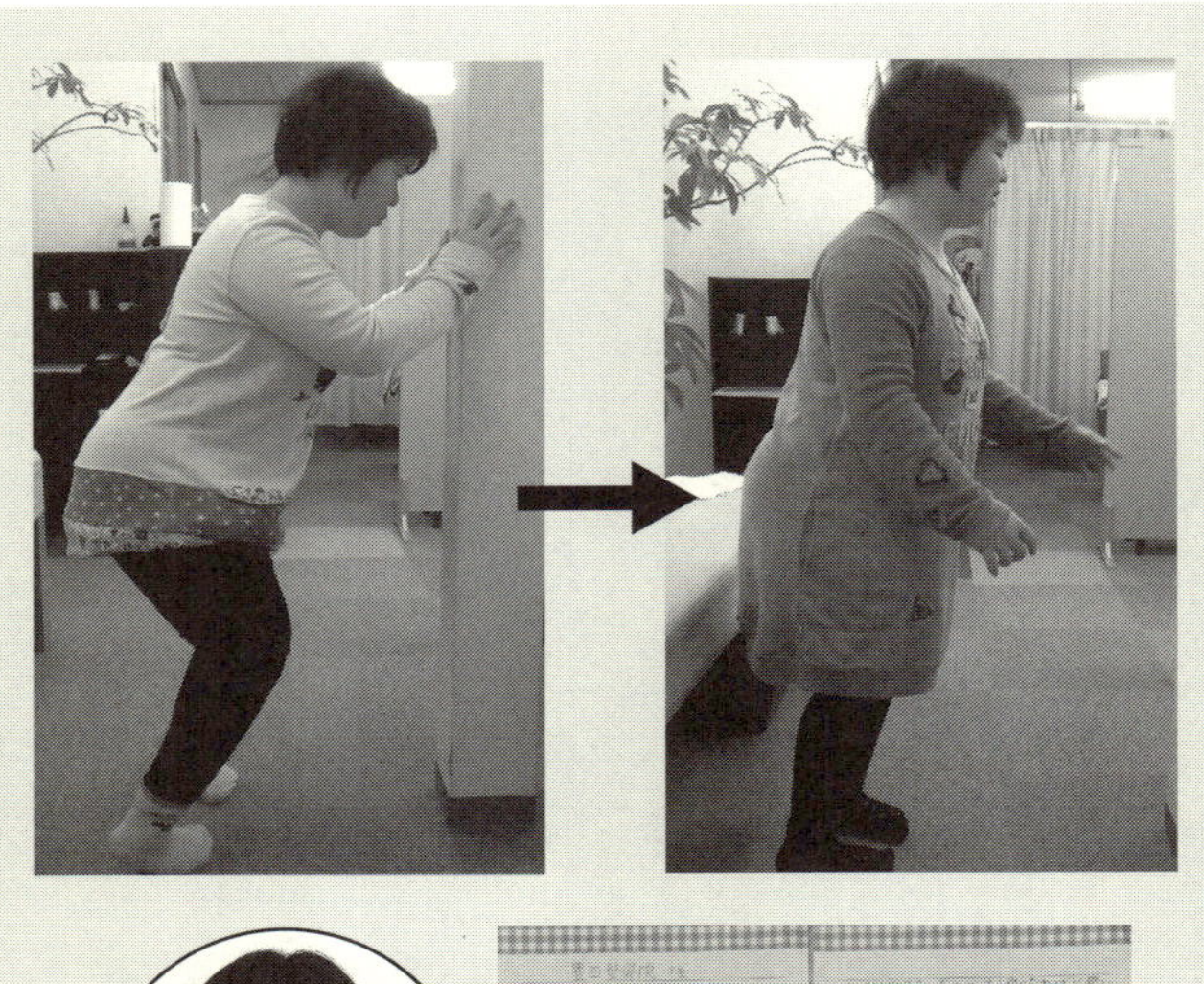

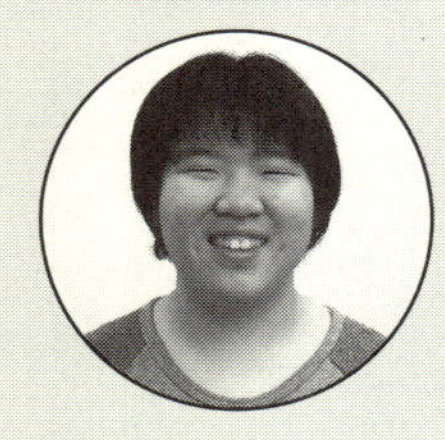

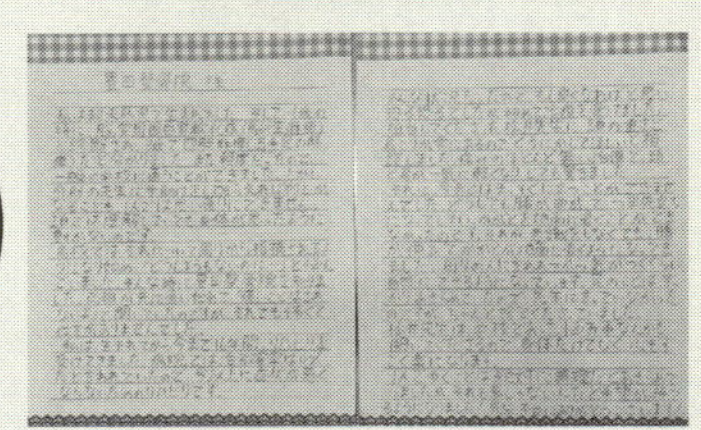

写真上左が施術前のあすかさん。足元に注意。右が施術後、柱につかまらなくても立つことができるように。下右はあすかさんから届いた手紙。その左は、現在、元気に高校生活を送る姿

高校では、それについて周りから指摘されるようになりはじめ、「どうしようもないのに……」と悩んでいました。そんなときに豊田整骨院を知りました。両親が先に通い始めて、「痛いことはされないよ」と聞いていたのですが、それでも怖くて仕方がありませんでした。

私は、生まれてから今まで16年間、リハビリを受けてきました。病院では治る確率は0パーセン

トだと言われていたので、今以上に症状が悪くならないためのリハビリです。

そんな状況だったので、もし良くなればと思い、おそるおそるでしたが、初めて施術を受けました。担当してくださった先生に、頭の重さと肩こりが常にあるのでどうにかしてほしいと相談しました。痛みのほとんどない施術で、頭と肩が一気に軽くなり、とてもおどろきました。

それに、今まではまっすぐに立つことができませんでした。どうしてもひざが曲がって、つま先立ちになってしまい、かかとを地面に着くことができなかったのです。それが、意識をしなくても、ひざが伸びてかかとが地面に着くようになってきました。周りの人に言われてから気がつくくらい、自然にできるようになっています。

足のことはすっかり諦めていたので、先生に言ってなかったのですが、ちゃんと診てくださっていました。

学校であった悩み事なんかも聞いてくださるので、身体だけでなく、心もすごく楽になります。

一人で歩くことは絶対に無理だと諦めていましたが、それも夢じゃないんだと希望が持てるようになりました！

先生、本当にありがとうございます！

最先端の人体科学を反映したイネイト活性療法

ところで、ＰＡＲＴ１で紹介する「見えないトラブル」の多くは、科学的には正しくても医学的には未確認の現象であったり、また検査で確認できないものもあったりするということを付け加えておきましょう。

たとえば、「感染」という言葉が出てきますが、これは医学でいう「感染症」とは少し異なります。

健康な人体にも、各所に細菌やウィルスの感染がありますが、感染症を引き起こす以前の状態では、病院でその感染が問題視されることはありません。つまり、感染はあったとしても「感染症」ではないわけです。これを「感染症未満の感染」と呼んでもいいでしょう。

では、どうしてイネイト活性療法でそのような「感染症未満の感染」を問題にするかというと、そのような軽微な感染であっても、感染症以外のさまざまな症状を引き起こすことが、これまでの経験からわかっているからです。

そのような感染を治すと、それが引き起こしていた症状が治るため、このことが事実であると確信できます。

また、レントゲンに写らない微細な骨折など、医療機器の精度の問題による「見えないトラブル」もあります。

そもそもレントゲンとは、言ってみれば影絵を見ているようなもので、すべてが写るわけではありません。

また、レントゲン写真から体内で起きていることを読み解く医師の能力も千差万別であり、レントゲン検査だけで体内のことが完全にわかると考えるほうがおかしいのです。

イネイト活性療法は一見すると科学的なものに見えないかもしれませんが、医学がいまだ発見できていない未踏の領域へ踏み込むものであり、むしろ最先端の人体科学を反映したものかもしれません。

そのことはプロローグでも少し触れたイネイト活性療法の臨床試験が証明しています。

この臨床試験についてはＰＡＲＴ３でその詳細を紹介しましょう。

「見えないトラブル」ケース1

脊髄の弛(ゆる)み／神経の癒着／脳の前転

腰痛・肩こり・五十肩・ひざの痛み……
そんな体の痛み・こわばりの背後には
「脊髄の弛み」「神経の癒着」「脳の前転」が隠れている

誰にでもある「見えない関節のこわばり」

腰痛や肩こり、五十肩、ひざの痛みといった、多くの人々を悩ませている筋骨格系の身近な症状の数々は、まとめていうと、体の痛みやこわばりの症状です。

そのように痛みがあったり、関節のこわばりがあったりすると、どうしても体をあまり動かさなくなり、結果的に体の動きはもっと悪くなるでしょう。

それは、開閉の少ないドアの蝶つがいがサビつくようなものであり、そういう悪循環に入ってしまうと、体はどんどん動かなくなります。

痛みがないとしても体のこわばりは誰にでもあり、症状ともいえないレベルの小さなこわばりの場合は問題にもされません。しかし、ここでまず問題にしたいのは、そのような「見えない関節のこわばり」です。

関節の動きに特に問題を感じていない方でも、必ずといっていいほど、こわばりが隠れています。

関節の動く範囲を「関節可動域」といいますが、関節の構造上、本来なら動かせるべき範囲よりも、小さい関節可動域しか持たない方が非常に多いのです。これが、ここでいう見えない関節のこわばりです。

ほとんどの場合、肩や股関節や腰の関節などは、子どもの頃に比べると、動かせる範囲が小さくなっているはずです。普通に動かせるように見えても、本来の100パーセントの機能は発揮できていません。

日常生活で特に支障がないからといって、こういった見えない関節のこわばりを放置してしまうと、だんだんと関節の動きが悪くなってくるだけでなく、ほかのさまざまな症状の原因にもなります。

脊髄が弛むと背骨周辺はこわばってくる

見えない関節のこわばりはさまざまな原因で起き、多くは、関節と一緒にその周囲の筋肉までこわばってくるでしょう。

交通事故など外からの力で関節がズレて、そこで引っかかったようになって関節が動きにくくなるケースもありますが、そのようなわかりやすい原因はまれで、ほとんどは、関節そのものとは関係のない原因によってこわばってきます。

関節のこわばりが自覚される場合、整体やカイロプラクティックなどの施術を受ける方も多いと思いますが、関節のズレが原因でない場合、それらの施術では根本原因を解消できないので、またすぐに関節がこわばってきます。

そして、そこからさらに、さまざまな筋骨格系の症状に進行していくはずです。

では、外からの力による関節のズレ以外の原因には、どういうものがあるでしょうか？

まず、基本的な考え方として、見えない関節のこわばりは「これ以上、ここを動かさないで」という体からのサインだということを理解してください。

つまり、関節のこわばりそのものが問題というよりは、ほかで起きている問題が悪化し

腰痛の背後には、こんな「見えないトラブル」が……

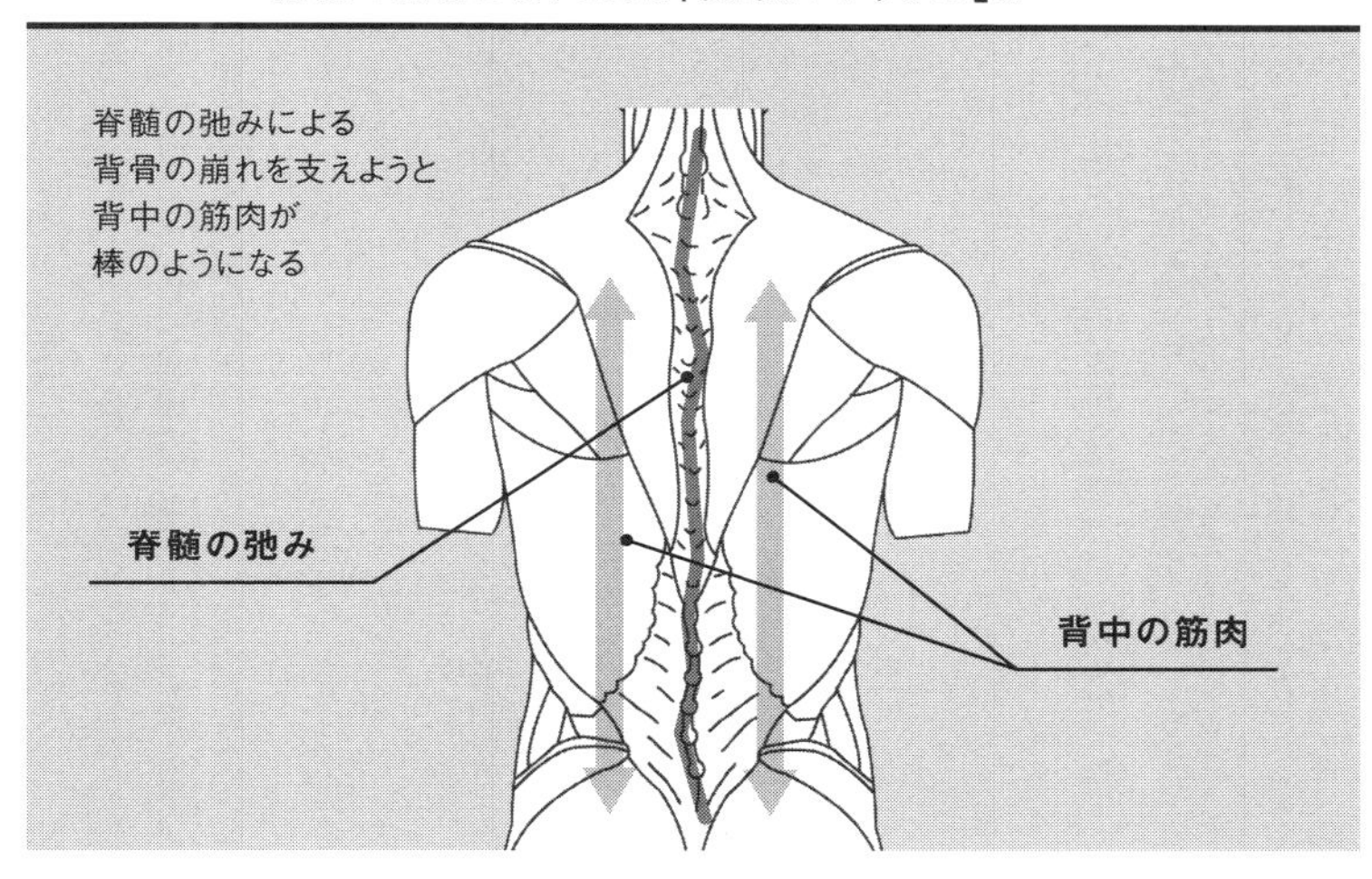

ないように、体の動きを制限しているということです。

ですから、それを無視して体を動かし続けると、原因である「見えないトラブル」がもっと悪化していきます。

たとえば、背骨の中を通っている脊髄神経の組織が、感染など何らかの原因で通常より弛んでしまうと、背骨の個々の骨（椎骨）をつないでいる靱帯も弛んで背骨の並びが崩れてきます。背骨をつなぎ支えている靱帯は、脊髄神経に支配されているので、どうしてもそうなってしまうのです。

そして、背骨が崩れてくると、それを支えようとして周囲の筋肉が棒のように硬くなり背骨の動きが制限されます。つまり、背骨がこわばってしまうわけです。

マッサージや骨格矯正はトラブルをよけいに大きくする

しかし、背骨がこわばってきたからといって、その周囲の棒のように硬くなった筋肉を「こり」と捉えマッサージなどを施してしまうと、よけいにややこしいことになります。

そもそも、その筋肉のこりは、背骨が崩れないよう支えるために、脳が指令を出してそうなっているものなので、マッサージで柔らかくなることはありません。

硬くする必要があってのことですから、少し柔らかくなったとしても、脳の指令によりまた硬くなります。むしろ、柔らかくしようとする働きかけに抵抗して、前よりもっと硬くなるでしょう。そして、元のトラブルはますます大きくなっていきます。

実際、マッサージで筋肉が柔らかくなったかと思ったら、翌日には前よりも硬くなっていた……という経験のある方も少なくないはずです。

例外的に、神経の働きをマヒさせてしまうほど強いマッサージを施した場合、筋肉が柔らかくなったままということもあります。マヒにより脳の管轄を外れた結果、そうなるのです。

しかし、先ほどの背骨のこわばりの例でいうと、その筋肉の硬さは背骨が崩れないために脳の指令で起きていたものなので、それが柔らかくなると背骨は崩れていくことになります。

結果、それまで何とか抑えられていた、さまざまなトラブルが現れてくることにもなるでしょう。

さらに、整体やカイロプラクティックなど骨格を矯正する物理的刺激の施術法も、体の状態を見誤るとトラブルを大きくするものといえます。

ズレたままで、こわばっている関節があるとすれば、それは理由があってそうなっているので、ただ骨格を矯正してまっすぐにすればいいというものではありません。むしろマッサージと同じで、かえってトラブルを大きくすることのほうが多いはずです。

神経の癒着から起きるさまざまなトラブル

さて、脊髄神経は枝分かれして手足にも延びているので、この神経にトラブルが起きると、手足などの関節もこわばってくることがあります。

脊髄神経が枝分かれするところでは、その枝分かれした神経が脊髄を包む膜との間で癒着を起こして、それが手足などの関節をこわばらせることがあります。

そのような癒着があっても、若いうちは神経に柔軟性があるのであまり問題になりませんが、年齢を重ねると神経が伸び縮みしにくくなり、その分、体の動く範囲が制限されてきます。

具体的には、若い人で神経が1〜1・3センチほど伸び縮みするところ、年齢を重ねた人では3ミリくらいしか伸び縮みしないのが普通です。

これが問題になるケースでは、まず脊髄神経から枝分かれしたところで癒着が起き、さらに、そのような伸び縮みしない神経が体の動きによって無理に伸ばされることで神経の伝達に異常が生じ、神経の向かった先で、関節や筋肉のこわばりなどの症状を引き起こします。

特に問題となるのは、筋肉の伸び縮みがしにくくなることです。

筋肉の伸び縮みには体を動かすだけでなく、血液を循環させるポンプ作用の働きもあるため、それがしっかり伸び縮みしなくなると血行不良を招きます。さらに、血行不良となった場所には、食物に含まれる有害な重金属や化学物質が溜まりやすくなり、そこはますます伸び縮みのしにくい筋肉になっていきます。

つまり、硬くて弾力のない筋肉ができあがってしまうわけですが、そうなると体は何とか血行を良くしようとして、ブラジキニンという血管を拡げる物質を分泌します。

筋細繊維は切れやすい

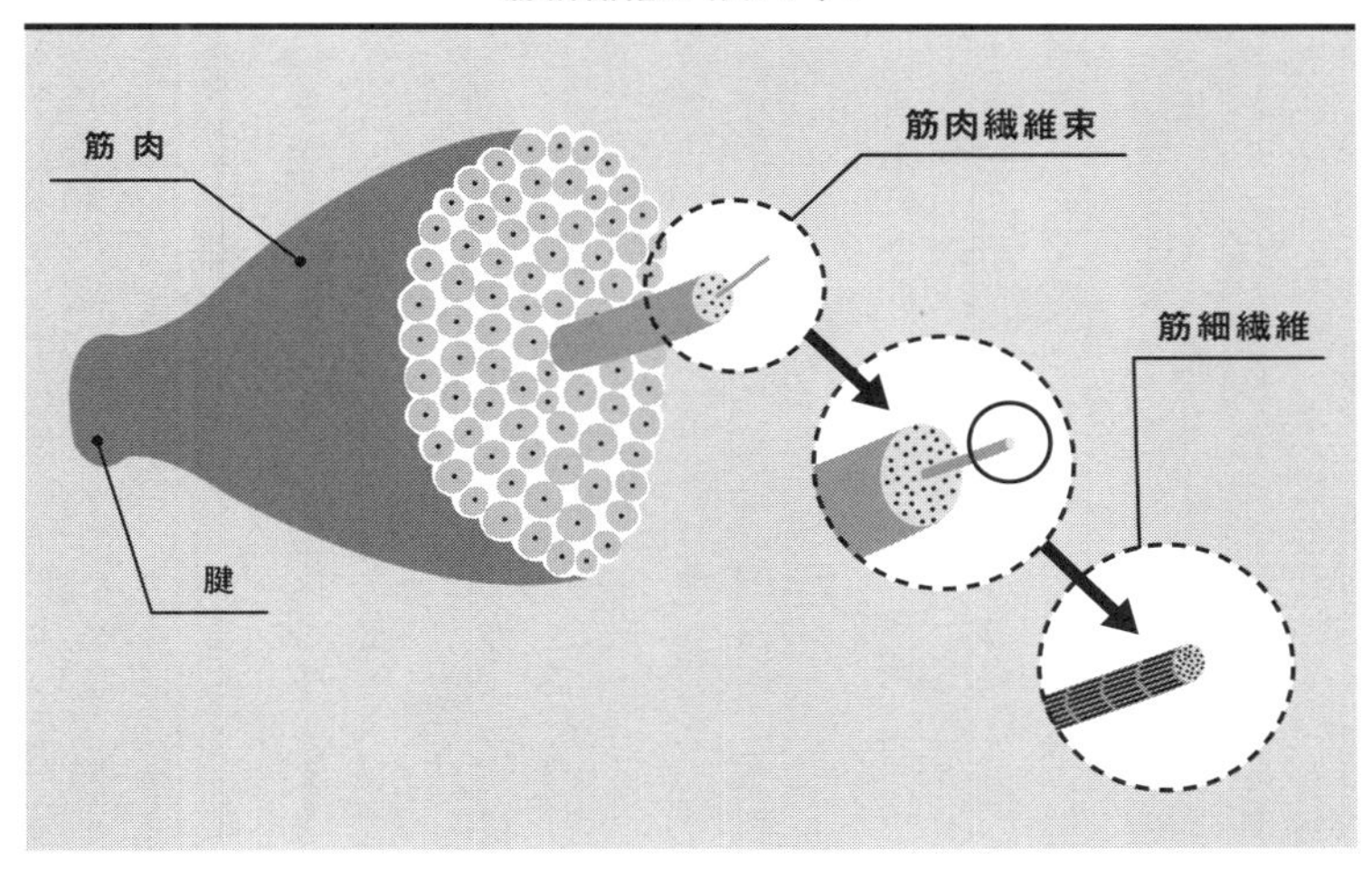

ところが、ここで問題なのが、そのブラジキニンは痛みを起こす物質（発痛物質）でもあるということです。つまり、そこの筋肉が痛み出すのです。

さて、筋肉が痛いとつい揉みたくなるのが自然な流れです。

ここで改めて、別の角度から筋肉について考えてみましょう。

先ほども「筋肉をマッサージしてはいけない」と述べましたが、プロの施すマッサージだけではなく、どのように揉んだとしても、体に起きているトラブルはこじれたり大きくなったりします。

自分で揉むか、家族に揉んでもらうか、あるいは専門家に揉んでもらうか……それは人それぞれですが、筋肉をつくっている筋細線維という細い線維はとても繊細なので、軽く揉んだだけでも切れてしまうのです。

痛みのある筋肉は硬くなっているため、ギュウギュウと揉む方も多いと思いますが、そうすると筋細線維は切れまくってしまいます。筋細線維には痛覚がないので、そのことにも気付かないまま、どんどん切ってしまうのです。

痛みはなくても、体は筋細線維が切れたことを知っているので、そこを保護するためにカルシウムを送ります。カルシウムで切れたところを固めることで、筋肉の伸び縮みをしにくくして、そこを休ませようとするのです。

ところが、痛みがないのをいいことに、多くの人はその動きにくくなった筋肉を無理に動かしたり、またもや揉んだりしてしまいます。

そうすると、不要になったカルシウムが筋肉から抜け切る前に筋細線維は再び切れてしまい、追加のカルシウムがその筋肉にやってきます。こうなると、カルシウムはひたすら溜まり続け、筋肉はさらに硬くなるという悪循環に陥ります。

そして、伸び縮みが十分にできなくなった筋肉は、血行不良のためにカルシウム以外の老廃物も溜まるようになり、その状態はどんどん悪化の一途をたどります。

さらにいえば、筋肉はその両端に腱を持ち、そこで骨につながっています。

そのため、筋肉に生じた異常は、正常ではない方向へ骨を引っ張ることになり、関節が持つ本来の動きが損なわれます。そして、その状態が続くと、無理のかかる不自然な動きから関節を守るため、関節を動かせないように関節可動域が狭まります。つまり、関節がこわばるのです。

脊髄神経が枝分かれするところでの神経の癒着は、このように、さまざまな問題を引き起こすことになります。

脊髄の癒着は全身のさまざまな症状を引き起こす

神経に限らず、体内で起きるそのような癒着は、動きのないところで起きてきます。動きがないところでは、接し合っている組織同士がペタッとくっついたままになって、そのまま癒着することがあるのです。

ここでいう動きとは、動作による動きや腸のぜん動などのほか、全身すべてのパーツが常にゆらゆら揺れている「自律運動」も含まれます。特に自律運動は重要で、これが消失した場所では必ず何らかのトラブルが生じてきます。

自律運動については、「見えないトラブル」ケース⑦で詳しく説明しましょう。

さて、脊髄神経が枝分かれするところでの癒着については、すでに説明しましたが、実は脊髄そのものも癒着します。

脊髄は、背骨の中を上下に貫く「脊柱管」という細長い空間の中を通っており、背骨の動きに応じて脊柱管の中を脊髄が上下に動いているのが普通です。たとえば、頭を前に倒しただけでも、それに引っ張られて脊髄全体が上へ動きます。

ところが、その脊髄と脊柱管との間で癒着が生じると、背骨を動かしたときに、脊髄が伸び過ぎるところが出てきて、神経で伝達されている体を動かす指令に「神経が伸び過ぎている」という信号が混じってしまいます。

これが、体の各所でさまざまな症状を起こすのです。

脊柱管狭窄症という疾患もまた、そのような脊髄の癒着で起きています。

脊柱管の空間の一部が何らかの理由で狭くなると（狭窄といいます）、そこで脊髄が圧迫されて、腰の痛みや脚のシビレといった症状を引き起こします。

特に問題となるのが、腰の部分の狭窄で脊髄が圧迫され（腰部脊柱管狭窄症）、休み休みでないと歩けなくなる「間欠性跛行」という症状です。

これについては一般的に、根本から治すには手術によって脊柱菅の空間を広げて、脊髄の圧迫を取り除かなければならないとされています。

脊柱管が物理的に狭くなっているのですから、それ以外に根本から治す方法がないと考

間欠性跛行は脊髄の癒着で起こる

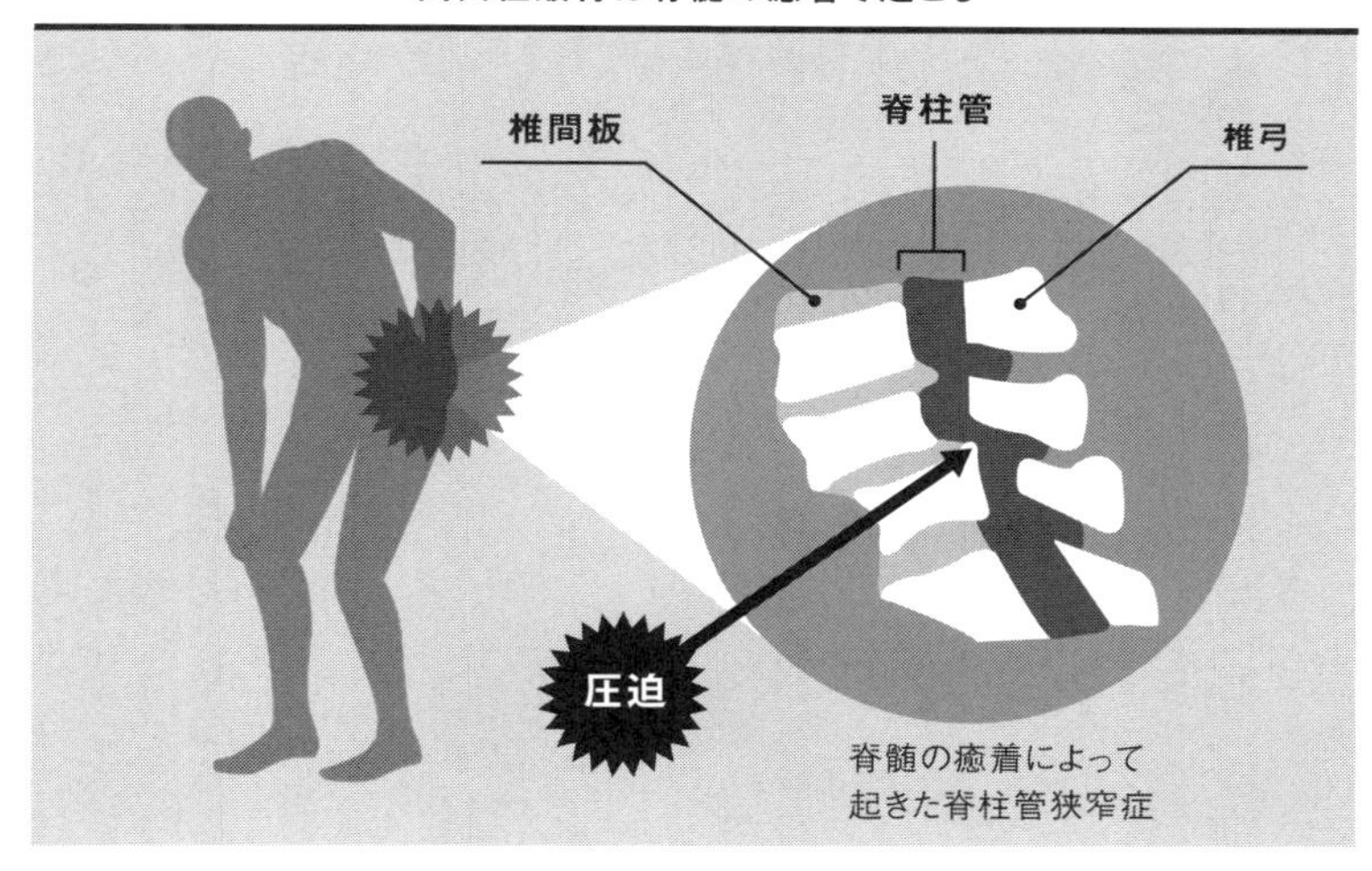

えるのは普通のことです。

しかし、イネイト活性療法では、脊柱菅の狭窄がそのままでも間欠性跛行などの症状を解消できます。

なぜ、それが可能なのでしょう。

この施術法では、脊柱管の狭窄部分で脊髄が癒着してスムーズに動かなくなり、それによって症状が起きていると考えます。

つまり、背骨の動きによって脊髄全体が上下に動くとき、腰のあたりの癒着部分で脊髄が伸ばされ過ぎて神経の伝達に異常が生じ、間欠性跛行などの症状として現れるということです。

事実、イネイト活性療法の施術で癒着を解消すると、脊柱管の狭窄はそのままであっても、脊髄は引っかからずスムーズに動くようになり、間欠性跛行などの症状はなくなります。

脊髄は柔軟な組織なので、癒着さえなければ多少狭いところでも引っかからず動くことができ、その結果、どんな症状も現れなくなるのです。

これは事実上の完治と言っていいでしょう。

脳の前転とストレートネックで腰痛や坐骨神経痛に

脊髄からくる体の痛みやこわばりについては、脳の前転によって脊髄全体が引き上げられるというトラブルも、その原因となります。

脳の前転というのは、頭蓋骨の中で脳が前方へ倒れている状態をいい、そうなると脳につながっている脊髄は必然的に上へ引き上げられ、脊髄から枝分かれしている神経もすべて脊髄を包む髄膜の中へ、少し引き込まれる形となります。

なお、この脳の前転は、「見えないトラブル」ケース⑤で説明する臓器の位置の異常のひとつでもあります。

通常なら、前転した脳は自然に元の位置へ戻りますが、脳とそれを包む髄膜との間で癒着が起きると、それが戻らずに、脊髄も引き上げられたままになります。

脳の前転とストレートネック

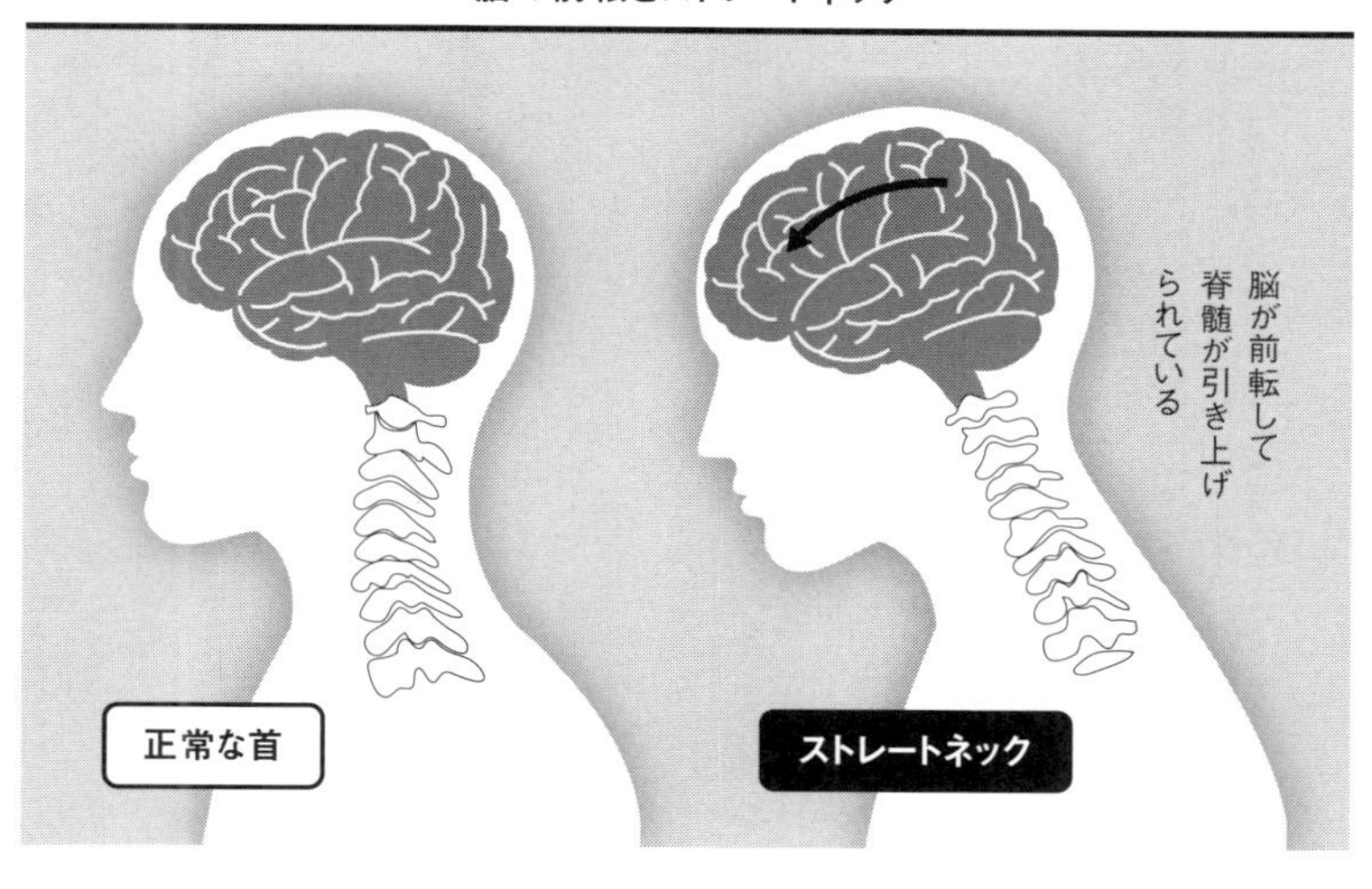

この状態では、髄膜の中に神経が引き込まれたままなので、背骨の外に出ている部分が短くなり、神経がそれ以上伸びない状態となっています。そのため、神経伝達がうまくいかず、その神経が延びた先の筋肉や靭帯の働きに異常が生じ、さまざまな症状が起きてくるのです。

同様の現象はストレートネックでも生じます。

ストレートネックとは頸椎の自然なカーブが失われ、まっすぐに近い状態になったものをいい、そうなるとそこから下の脊髄全体がやはり引き上げられます。

ストレートネックが原因の腰痛は数多いのですが、これは脊髄が引き上げられて腰の神経に影響が及んだものです。

脚に痛みが生じる坐骨神経痛も同じことで、脊髄が引き上げられたままになることで坐骨神経が伸びきってしまって、症状が起きていることがあります。おおよそ、8～9割の坐骨神経痛でこの種の問題が隠れているでしょう。

坐骨神経痛に限らず、神経痛の症状の背後には引き上げられた脊髄という「見えないトラブル」が隠れていることが多いのです。

なお、脊髄から枝分かれした神経は、筋肉や靱帯だけでなく内臓にも延びているので、脊髄が引き上げられると、さまざまな内臓の働きにも悪影響が生じます。

ただの腰痛かと思ったら背後に数十年越しの「見えないトラブル」が

疲労や年齢が理由の単純な腰痛に見えていても、その背後に長年抱えてきた「見えないトラブル」が隠れていることがある……という症例をここで紹介しましょう。

患者さんは50代男性で毎日ランニングをされているとあって、一見すると若々しく健康そうな方。

腰痛と背中の張りがあるという訴えでしたが、施術者がイネイト検査で調べると、髄膜の異常と細菌感染、脳下垂体と松果体のホルモン分泌異常があり、さらに原因をたどっていくと、膀胱の弛緩と膨張と細菌感染、心臓（右心房）の弛緩がありました。

感染部はコロニー（巣）を形成していて、膀胱と髄膜の感染は同じ種類の細菌です。さらに調べていくと、それらの感染は28年前に起こっていることがわかりました。イネイト検査ではそこまでわかります。

膀胱の感染ということで、頻尿などの症状が出ていないか患者さんに確認したところ、大学生の頃、頻尿がひどくて病院に行ったところ「中枢性尿崩症」と診断され、それからずっと「パソプレシン」というスプレー式のホルモン剤を投薬しているとのこと。

さらに、10年前くらいに倒れて頭を打ち、その打ったところに溜まった血を抜くために、頭蓋骨に3ヵ所の穴を開けているそうです。ときどき、血が溜まってくると歩行に影響があり、自分では気付かないけれど、家族からそれを指摘されるたびに病院へ血を抜きに行っているという状況です。こちらの病名は細菌性髄膜炎です。

つまり、イネイト検査は、膀胱と髄膜の感染を正確に検出したことになります。

これには、施術者自身も改めてイネイト活性療法のすごさを再認識したようです。

その後、この患者さんの施術を続けた結果、以前は1日2回の投薬が必要だったホルモン剤が1回だけで済むようになり、姿勢も整い、また、以前は走っているわりに全然やせなかったのが、施術を始めてから2キロやせられたそうです。

この症例のように、よくあるような筋骨格系の症状のようでいて、実はその背後にさまざまな「見えないトラブル」が隠れているケースは少なくありません。

手首の痛みの背後に心臓のトラブルが隠れていた

もうひとつ、別の施術者から寄せられた症例も紹介しましょう。

よくあるような手足の痛みでも、イネイト検査で原因の原因を探っていくと、やはり、さまざまな「見えないトラブル」が検出されます。

「ゴルフのやり過ぎで左手首を側屈させるとすごく痛い」という訴えの患者さんのケースでは、イネイト検査で原因として「心臓の左心室に細菌感染がある」と検出されました。施術者がさらに探っていくと心臓に水が溜まっているとわかったので、「細菌感染したから水が溜まった?」と確認すると、その通りでした。

統括ポイントを施術すると手首の痛みは9割消失。残りの1割を解消するため、再度、イネイト検査で検査すると、手首の筋肉の疲労と筋膜のヨレ・ズレを検出。それを統括ポイントで施術したところ、手首に触れることなく、その痛みが完全に解消されました。手首を思いきり側屈させても痛みがなくなったのです。

心臓のトラブルから手首の痛みが起きるなんて、常識からは考えられないことかもしれません。

しかし、そのように根本原因を特定して施術すると、実際に症状が解消されるのですから、これこそが、イネイト検査が正しいという確かな証明となるでしょう。

また、この症例には、「見えないトラブル」として起きていた心臓の問題を、大事に至る前に解決したという側面もあります。

このように、筋骨格系の症状は単に筋肉や骨の問題というだけでなく、体内で起きている「見えないトラブル」の影響で起きていることが多いのです。

本項では、背骨や脊髄のトラブルから生じてくる体の痛みやこわばりについて主に紹介しましたが、医学的には発見できない「見えない骨折」や「見えない感染」などが、体を痛くさせたりこわばらせたりすることもあります。

次の、「見えないトラブル」ケース②では、それらについて詳しく説明しましょう。

「見えないトラブル」ケース 2

見えない骨折・感染／重金属等の体内蓄積

骨粗鬆症・関節リウマチ・線維筋痛症……
現代医学でも対処の難しい疾患の背後には
「見えない骨折・感染」「重金属等の体内蓄積」が隠れている

筋骨格系の症状の背後にある「見えない骨折」

レントゲンに写らない「見えない骨折」や、感染症未満の感染としての「見えない感染」が、体の痛みやこわばりなど筋骨格系の症状の原因となることがあります。

一般的にいう骨折とは、骨にヒビが入ったり、完全に折れていたりするものを指しますが、イネイト活性療法では、レントゲンには写らない微細な骨折が「見えないトラブル」となり、さまざまな症状を引き起こすと考えます。

ほとんどの筋骨格系の症状の背後には、見えない骨折やそれに似た、見えない骨の傷が

レントゲンに写らない「見えない骨折」

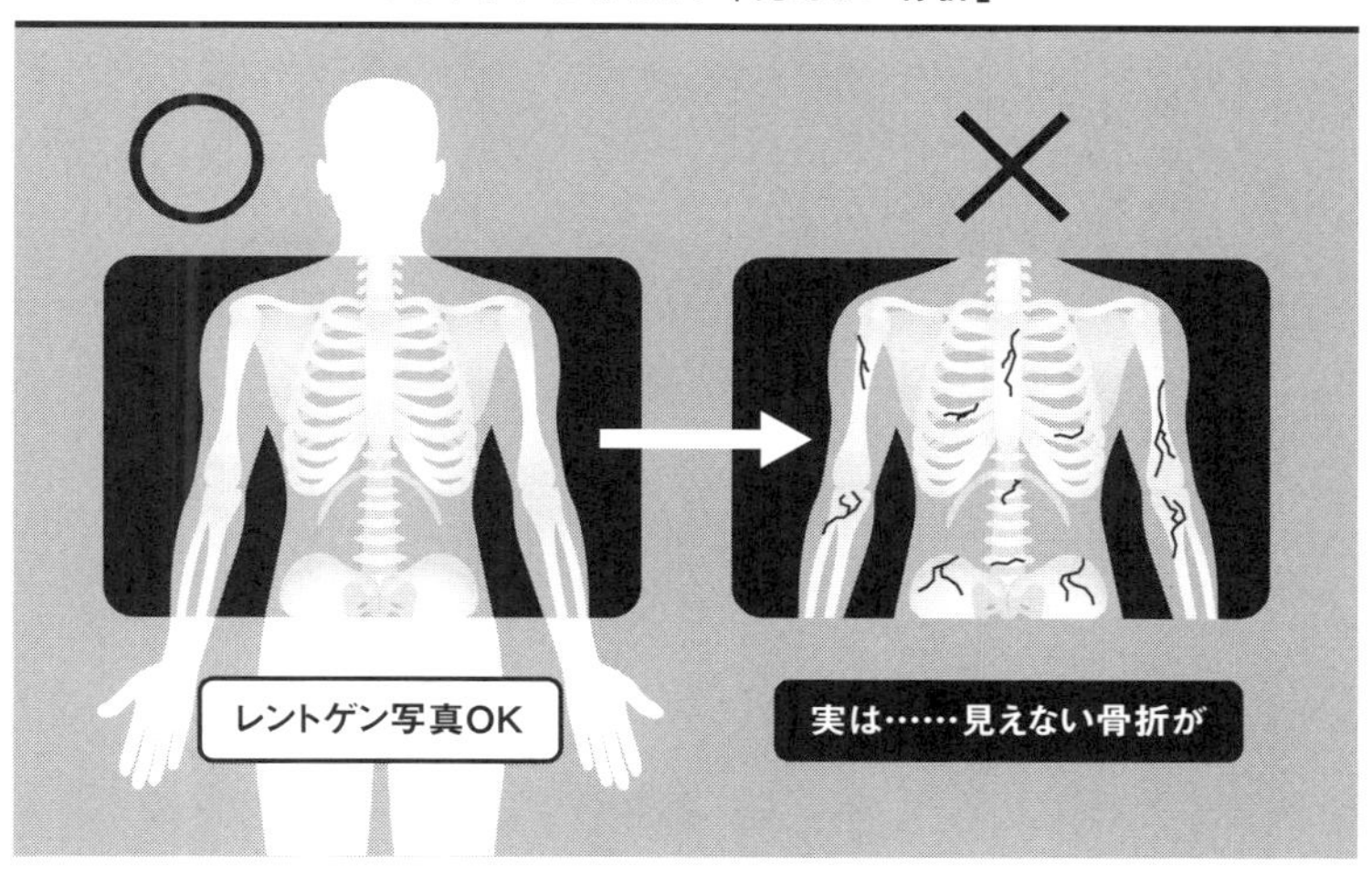

隠れているといっていいでしょう。

そのような微細な骨折や傷は、体をどこかに打ち付けるなど、ちょっとしたことで生じます。骨折した感じがしなくても、見えない骨折は起きているのです。

あるいは、医学的に骨折とされる状態になって病院で処置を受け、その後、レントゲンでは骨折箇所がしっかりくっついたように見えていても、実は完全にはつながっていないということがあります。これもまた微細な骨折の一種です。

その骨折箇所がきちんと脳の管轄に入ってさえいれば、自然治癒力が働いて骨はそれ自身で修復されますが、何らかの理由で脳の管轄から外れていると、その修復がなされず、見えない骨折として残ってしまうのです。

また、もともと脳の管轄に入っている場所であっても、体を打ったときのショックが大き過ぎると、微細な骨折（あるいは医学的な骨折）が生じると同時に、その衝撃で脳の管轄から外れてしまうことがあります。

具体的には、この後の、「見えないトラブル」ケース⑥で紹介する「自律運動」が衝撃によって止まったり偏ったりしてしまうのです。

こうなると、骨はそれ自身で修復されることはなく、見えない骨折もそのままになってしまいます。

「見えない骨折」でも生じる筋肉のこわばり

見えない骨折の中でも特に問題になるのが、腱が骨に付着するところに生じた微細な骨折や傷です。

体を動かしている個々の筋肉の両端は「腱」という線維の束になっていて、そこが骨に付着しています。体の動作は、筋肉の収縮による力が腱を介して骨に伝わり、その骨を動かすことで起きてくるのです。

ところが、腱が骨に付着するところに微細な骨折や傷があると、腱はしっかりと骨に付着できずに浮いたようになり、その筋肉は少しズレた感じになります。

それでも、筋肉はきっちり働かないといけないので、ズレたままで何とか正しい位置を保持しようと、それ自身を硬くしてしまいます。つまり、筋肉がこわばってしまうわけです。

実のところ、これが原因で起きている腰痛もたくさんあります。つまり、その腰痛の背後には見えない骨折が隠れているのです。

この筋肉のこわばりは理由があってそうなっているので、やはり、マッサージなどで柔らかくしてしまうと、かえって悪化させてしまいます。

その場合、そういうアプローチではなく、根本原因となっている微細な骨折を治してあげれば筋肉は本来の場所に戻り、こわばる必要がなくなるので、そのこわばりや痛みは自然に解消されていきます。

なお、筋肉のこわばりが長期に及び、老廃物が筋肉に溜まり過ぎている場合は、それを流し去る施術も必要となります。

「見えない骨折」と「見えない感染」で骨粗鬆症になる

微細な骨折や傷＝見えない骨折の場所に何らかの感染があると、その部分の骨はますます修復しにくくなります。見えない骨折と見えない感染が合わさると、より、やっかいなことになるわけです。

細菌やウイルスは組織が弱くなっているところに集まりやすいので、見えない骨折の場所には何らかの感染が起きやすいのです。そして、その見えない感染により、見えない骨折はますます修復しにくくなる、という悪循環に陥ります。

この悪循環から脱するには、見えない骨折と見えない感染の両方を同時に治す必要がありますが、それができる施術法はやはりイネイト活性療法しかありません。

さて、見えない骨折の場所に見えない感染があると、もともと弱くなっている骨の組織が、その感染によってますます弱くなります。そして、医学的な意味で骨折しやすくなったり、骨粗鬆症になったりします。

見えない骨折と見えない感染による、関節リウマチと線維筋痛症を併発した患者さんの症例もありました。

その患者さんは、足首、手首、肩、ひざ、ひじの関節が腫れて熱を持っている状態。線維筋痛症のせいか、朝、起きたときに立ち上がると、かかとをグサグサと針で刺したような痛みが走るそうです。

イネイト検査で調べると、腎臓、肝臓、副腎、脾臓に風疹のウイルスが感染し、さらに、脳の視床下部と下垂体にも同様の感染がありました。

しかも、痛みのある関節にはすべて微細な骨折（見えない骨折）と感染があり、関節の動きを滑らかにする滑液の循環も悪くなっていて、軟骨に傷があり、靭帯も膨張しているという状態です。

このように、筋骨格系の症状の背後には、見えない骨折や見えない感染が隠れていることが多いのです。

このケースでは、統括ポイントによる施術後、各関節の痛みは解消され、施術前には90度までしか上がらなかった左腕が耳の横まで上がるようになりました。

ひざや足首にも顕著な変化が見られ、施術前は足首の痛みでしゃがめなかったのが、しっかりしゃがめるように。施術者によると、患者さんは同伴されていた方々と一緒に「すごい！　すごい！」と喜んでいたそうです。

線維筋痛症は原因不明といわれていることもあり、施術者も自信がなかったようですが、イネイト活性療法で見えない骨折と見えない感染へしっかり対処することで、症状の改善が見られました。

慢性的な症状の原因となる「見えない感染」

ここで改めて、見えない感染について詳しく説明しましょう。

細菌やウイルスなどの病原体が体内に侵入して起きる疾患を感染症といいますが、感染症の診断を受けていない方でも、ほとんどの場合、体のあちこちに感染が潜んでいます。そういった感染は血液検査などで検出されないので、病院では「異常なし」と診断されますが、イネイト検査では「感染あり」と検出されます。そして、その感染が症状の原因であれば、施術で感染を取り除くことで症状も解消されます。

そのことからも、イネイト検査で検出される感染箇所には、確かに何らかの感染が起きているのだと推測できます。

イネイト活性療法がこれまで積み重ねてきた症例からいうと、骨や筋肉、内臓や脊髄など、ありとあらゆる場所に感染が潜んでいることがわかっています。

普段は、その感染は自然治癒力の働きやほかの細菌などとバランスをとって何事もなく済んでいますが、そのバランスが崩れたときに感染症として現れてきます。

人の腸内や肌、口、鼻、生殖器などには、常在菌と呼ばれる疾患を起こさない細菌が数百億個も存在していますが、無害とされるそれらもバランスを崩すと、感染症として現れてくるのです。

しかも、感染症まではいかず、ただ、見えない感染として潜んでいるだけでも、感染症以外のさまざまな症状、特に慢性的な症状の原因になることがあります。この感染は、病院では見つけられないので、まさに「見えないトラブル」です。

私たちの脳はその感染を知っているので、イネイト検査で検出できますが、その肝心の脳そのものが感染してしまうこともあります。

本来、脳には「血液脳関門」という門番の働きをするところがあり、血液中に含まれる細菌やウイルスは基本的には脳へ入らないようになっています。

ところが、イネイト検査で調べると、脳の感染は決して少なくありません。

脳の感染が感染症として現れると脳炎などの疾患となりますが、そこに至る前の見えない感染の段階では、脳にある「体の本来あるべき状態」の情報がうまく体に反映されないという現象が起きてきます。

つまり、脳の感染が原因で自然治癒力が十分に働かない状態に陥ってしまうのです。

この場合、まず脳そのものの感染をなくさないと、どんな施術も功を奏しません。

イネイト検査で感染箇所と細菌・ウイルスの種類を特定

さて、細菌も生物だということを考えると、感染とは人類と細菌の生存競争であるともいえます。

細菌は子孫を残そうと、宿主である人体の中で増殖しようとしますが、そこでは、免疫の働きとの戦いのほか、ほかの菌との戦い、さらにはウイルスとの戦いまで待ち受けています。

このウイルスというのは菌に似た存在ですが、それとは少し違っています。

ウイルスは遺伝子を持ちますが、生命の最小単位である細胞を持たず、ほかの生物の細胞に侵入して増殖します。そのため、人体だけでなく、人体内の細菌の中にまで侵入することがあるのです。

そのような体内で起きている生存競争に勝ち抜き、増殖に成功した細菌はやがて「コロニー」と呼ばれる巣をつくり始めます。そして、その巣から新たな細菌を送り出しますが、それが血液中に出てこない限り、病院の検査で感染症として検出されることはありません。

逆にいえば、医学的にはそのような感染症未満の感染は見過ごされるのです。しかし、実際にはそのような見えない感染が、さまざまな症状の原因となっています。

イネイト検査では、感染箇所のほか、感染している細菌やウイルスまで特定でき、その経験からいうと、結核菌やＭＲＳＡ（メチシリン耐性黄色ブドウ球菌）、カンジダ（カンジダ・アルビカンス）、ヒト口腔連鎖球菌、風疹ウイルス、風邪を引き起こす細菌などに感染している患者さんが非常に多いことがわかっています。

そのような感染は症状のある場所に起きていることもあれば、そうでないこともあり、また、１ヵ所に複数の細菌やウイルスが混在していることもあります。

では、そんな見えない感染があると何が起きるのか？

基本的に細菌は毒素を出すので、それによって、その部分の働きが悪くなるということがまずあります。

たとえば、筋肉に何らかの感染があると、その働きにトラブルが生じます。また、内臓に何らかの感染があると、その働きが活発になり過ぎたり低下し過ぎたりします。

トラブルの内容は、その毒素に体がどう反応したかによって違ってくるので、「この細菌だからこうなる」ということについて確実なことは言えませんが、いずれにしても、感染があるところが正常から外れた働きになるのは間違いありません。

慢性的な腰痛の背後に結核菌の感染が

「この細菌だからこうなる」とは言えないと述べましたが、それでも現れやすい症状について一定の傾向は見られます。

たとえば、カンジダ症の原因となる真菌の一種・カンジダや、水虫などの原因となる真菌の一種・白癬菌(はくせん)などの皮膚患部への感染が、アトピー性皮膚炎の背後に「見えないトラブル」として隠れていることがよくあります。

アトピー性皮膚炎の場合、メチル水銀やヒ素などの重金属や、マーガリンなどに含まれるトランス脂肪酸の蓄積が背後に隠れていることも多いので、その除去も含めてイネイト活性療法で施術すると、その場で皮膚の赤みが引いて、かゆみも止まるケースが少なくありません。

感染や重金属の蓄積を数回の施術で取り切ってしまうと、症状は完全になくなり、完治となります。

ある30代女性の症例では、患者さん自身は便秘を解消したいとの訴えでしたが、アトピー性皮膚炎やアレルギー性鼻炎などのアレルギーも持っていました。

施術者がイネイト検査で調べると、便秘の原因は「回腸の弛緩」「S字結腸のネジレ」と検出。まさに腸が問題ということですが、さらに原因を探ると、16年前の冬の時期に小腸にウイルス感染があり、それがダメージとして残っていることがわかりました。

後で確認してもらったら、まさに16年前の冬に風疹にかかっていたそうです。

この施術後、毎日排便があるようになり、次回来院からはアレルギー症状の施術で来院することになりました。

このように、ささいな症状に見えるものの背後に十数年越しの感染の問題が「見えないトラブル」として潜んでいることがあります。

また、治りにくい腰痛でよく見られるのが結核菌への感染です。

治りにくい慢性的な腰痛や何度も再発する腰痛がある場合、イネイト検査で調べると、腰の筋肉や脊髄、脊髄を包む髄膜などに結核菌が感染していることが多いのです。

結核菌は、肺結核などの形で発症すると死亡することもありますが、医学的には発症者の10倍の感染者がいるといわれており、イネイト検査で調べても、結核菌に感染した患者さんはよく見られます。

そのほか問題となりやすいのが、多剤耐性菌のMRSAです。

多剤耐性菌は、多くの抗生物質が効き目を発揮できない細菌で、薬剤を日常的に使用す

体内に潜む「見えない感染」と化学物質・重金属の蓄積

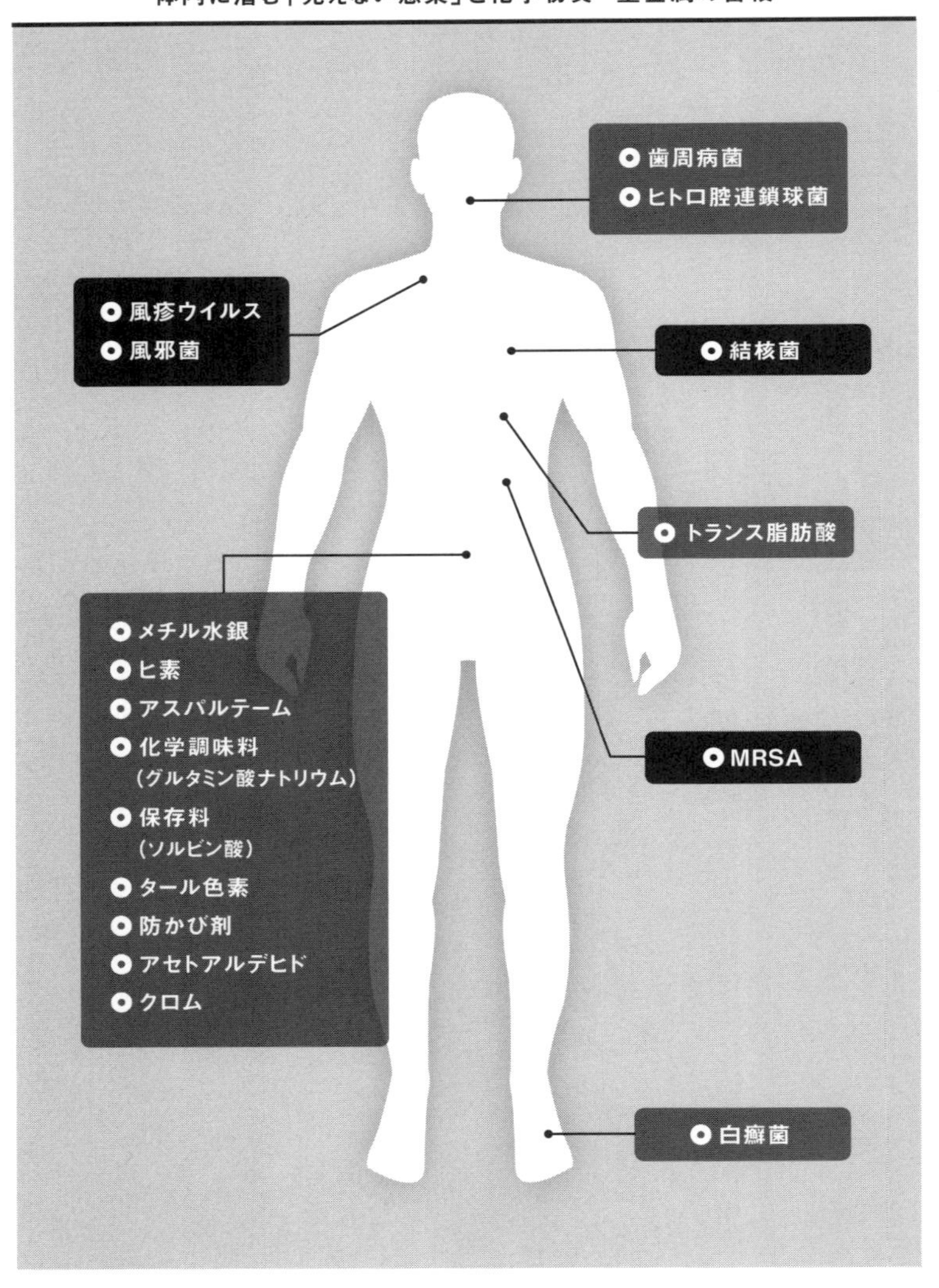

る病院で院内感染するケースが少なくありません。

健康な方でもお見舞い後にＭＲＳＡに感染して、腰痛やひざの痛みを起こしていることがあります。病院に行くと、まず確実にＭＲＳＡに感染するといっていいでしょう。

また、虫歯の原因菌であるヒト口腔連鎖球菌のほか、歯周病菌なども全身に感染していることがあります。

歯周病菌は医学的にも、心筋梗塞や脳梗塞、糖尿病や女性の早産と関係が深いとされており、さまざまな問題を引き起こしやすい細菌です。

イネイト活性療法の症例でも、なかなか治らない耳の詰まりと耳鳴り、そしてバネ指の根本原因が心臓（右心房全体と右心室上部）の歯周病菌感染だったケースがあります。

施術者がそこまで検出した時点で統括ポイントの施術を行ったところ、症状が一気に9割解消され、やはり、心臓への歯周病菌の感染が根本原因であったことがわかりました。

休眠状態の菌もまたトラブルを引き起こす

細菌の中には、自らの生存がおびやかされたときに「芽胞」という耐久性のある構造をつくり、その中に遺伝子を保管するものがあります。

芽胞とは植物でいう種のようなもので、通常の細菌が死滅するような環境下にあっても、そこで生き残って休眠状態に入り、再び増殖に適した環境に置かれたときに発芽して本来の姿となり増殖を再開します。

芽胞をつくる代表的な細菌として、食中毒の原因となるセレウス菌やボツリヌス菌、破傷風の原因となる破傷風菌などがありますが、芽胞の状態になっていると、人体内の免疫細胞はこれらを素通りします。また、病院の検査でも発見できず、施術もできません。

医学的には、芽胞状態の細菌は休眠していて人体に悪影響しないとされますが、免疫のバランスが崩れたとき、休眠から目覚めて再び増殖を始めることになるので、これを除去できたら、それに越したことはないでしょう。

それに、イネイト検査で調べてみると、芽胞状態の細菌が「見えないトラブル」となって、さまざまな症状を起こしているケースも多いのです。

医学的には説明がつきませんが、その人の免疫の状態によっては、芽胞状態のままでも何らかの症状を引き起こすことがあるようなのです。

イネイト活性療法の施術では、イネイト検査で芽胞状態の細菌を検出し、それらすべてを除去することが可能です。

カンジダには水銀の毒性を緩和する働きもある

ただ、ここで注意してほしいのは、生きている限り感染そのものは避けられないということです。ですから、細菌やウイルスについて、あまり神経質に恐れないでほしいのです。身の回りのものをどんなに消毒しても感染は起きます。

ポイントは、その感染が問題を起こさないよう、自然治癒力を万全に働かせておくということです。

なお、細菌には腸内細菌の中の善玉菌（ビフィズス菌、乳酸菌）など、体にとって良い働きをするものも少なくありません。それら善玉菌はビタミンの合成、消化吸収の補助、感染防御、免疫刺激などの働きを担っているのです。

イネイト活性療法では体内の細菌を除去するだけでなく、そのような体に良い働きをする細菌を増やすこともできます。

また、カンジダはカンジダ症を引き起こす一方で、体内に蓄積したメチル水銀に結合して、その毒性を緩和する働きもしています。そのため、メチル水銀が蓄積している場所にはカンジダも増殖しています。これは医学的にも明らかになってきました。

ところが、そのある種の共生関係を無視してカンジダだけを除菌してしまうと、残されたメチル水銀が再び強い毒性を発揮して体に症状を引き起こします。

そこで、イネイト活性療法の施術では、まずメチル水銀を除去してからカンジダを除去するようにしています。

魚を食べていると水銀は自然に体内へ入ってくるものですし、カンジダの感染も一般的ですから、ここは重要な施術上のポイントとなります。

体に蓄積された化学物質と重金属

魚を食べると水銀が体内に入ると述べましたが、それ以外にも食物を介して、体にとって有害な化学物質や重金属がたくさん入ってきています。

そして、それらの物質は、内臓のほか筋肉や脳など体内のあらゆる場所へ蓄積して、さまざまな症状を引き起こします。

筋肉を例に挙げると、重金属が入り込むことで、その筋肉を構成する筋細線維は伸び縮みしにくくなり、少し強く動かしただけでも切れるようになります。

体を蝕む「見えないトラブル」①でも説明しましたが、そのようにして切れたところは硬くなるので、どうしても揉みたくなります。しかし、重金属が入り込んだ筋細線維は組織として弱くなっているので、少し揉んだだけで再び切れてしまうのです。

動かしては切れ、揉んでは切れる……という弱い筋肉のできあがりです。

では、そのように人体で特に問題となるのは、どのような物質なのでしょうか？

イネイト検査で比較的よく検出される化学物質として、マーガリンなどに含まれるトランス脂肪酸や甘味料のアスパルテーム、化学調味料のグルタミン酸ナトリウム、ソーセージなどに添加される保存料のソルビン酸、食品全般に添加されるタール色素、複数種の防かび剤などがあります。

また、体内に摂取したアルコールが肝臓で代謝されて生じるアセトアルデヒドという物質もよく検出されます。これは二日酔いの原因物質ですが、肝臓にずっと蓄積されたままになっていることが少なくありません。

一方、重金属では、メチル水銀とヒ素が圧倒的に多く見られ、昔入れたような銀歯のある方にはクロムの蓄積が見られます。全身あちこちが痛いという患者さんをイネイト検査で検査すると、全身にクロムの反応が検出されることがよくあります。

「健康の受け皿」を広げておけば感染は問題とならない

本項の最後に述べたいのは、「健康の受け皿」を広げておけば、感染も重金属などの蓄積も大きな問題にはならないということです。

現代の私たちの生活環境はさまざまな細菌やウイルス、そして有害な化学物質や重金属に囲まれているので、それらの体内への侵入を完全に避けることはまず不可能です。

しかし、そういった脅威に対してしっかり抵抗できる体になっていると、「見えないトラブル」にまで発展せず、症状として現れることもありません。

私はそのような体を「健康の受け皿」の広い体と表現しています。

その受け皿が広ければ、いろいろなものが体内に多少入ってきてもバランスを崩すことなく健康を保てるのです。

イネイト活性療法は単に症状を解消するだけでなく、そのような「健康の受け皿」を広げていき、人体を取り巻く環境が変動しても簡単には病気にならない丈夫な体をつくることにも役立ちます。

「見えないトラブル」ケース 3

脳の設定障害（免疫・設置・接地面・骨や軟骨の耐用時間）

膠原病・アレルギー性疾患・うつ病……
免疫の異常や心の問題の背後には
「脳の設定障害（免疫・設置・接地面・骨や軟骨の耐用時間）」が隠れている

「脳の設定障害」――脳が設定するプログラムのトラブル

体を蝕む「見えないトラブル」ケース②の最後で述べた「健康の受け皿」を広げるには、脳の働きを正常に保つことが必要です。

ここまで何度か、脳は「体の本来あるべき状態」を知っていると説明してきましたが、体に対して実際に指令を下すのは、その「体の本来あるべき状態」に従って指令を下すよう設定されたプログラム（正確にはプログラムのような脳の働き）です。

そのプログラムを設定するのは脳自身ですが、何らかの原因でその内容に誤りが生じた

脳には体を動かすためのプログラムがある

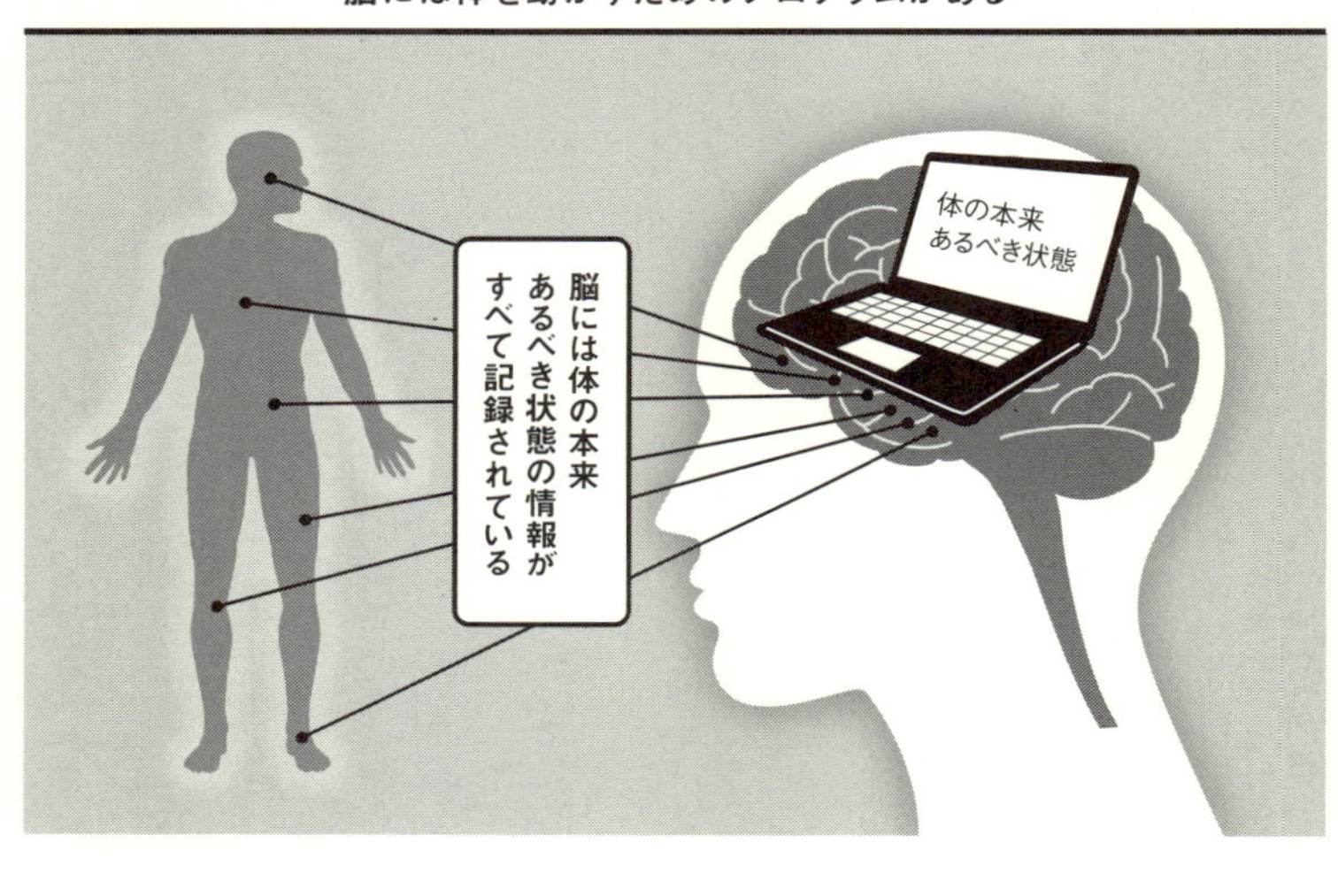

りすると、体に対して誤った指令が下されて、体はその指令通りに変わってしまいます。そして、その体には何らかの症状が現れてきます。

そのような脳のプログラムの誤りを、イネイト活性療法では「脳の設定障害」と呼んでいます。「見えないトラブル」の中でも特に見えないトラブルです。

脳の設定障害による症状は慢性化しやすくて、どんな施術を行っても繰り返し再発します。脳から誤った指令が下され続けるのですから、それは当然です。体は脳の指令通りにおかしくなっているだけなのです。

この場合、脳のプログラムをリセットして本来の状態に戻してやる必要があります。おそらく、それができるのはイネイト活性療法だけでしょう。

なぜプログラムに誤りが生じるのか？

脳の設定障害はなぜ起きるのでしょうか？

これにはさまざまな原因が考えられ、その中でも特に原因になりやすいものとして、体への継続的な負担、偏った使い方、悪い姿勢の繰り返しなどが、まず挙げられます。それらの情報が脳に送り続けられると、脳がそれを正しい情報と判断してプログラムを書き換えてしまうことがあるのです。

また、脳の感染や携帯電話などから発する電磁波、あるいは、体をどこかにぶつけた刺激でプログラムが書き換わってしまうこともあります。

その原因は何であれ、イネイト検査で脳の設定障害が検出されたなら、リセットして元に戻せばいいだけです。それにより、どんな治療をしても治らなかった慢性的な症状などもあっさり治ることがあります。

「免疫の設定障害」——免疫の異常がさまざまな症状を引き起こす

その脳の設定障害が、どうして「健康の受け皿」を広げることに関係するのか？

本来、ここでいう「健康の受け皿」は十分に広いのですが、何らかの原因で小さくなってしまっているので、それを元に戻しましょう……というのが、より正確な表現かもしれません。

そして、その「健康の受け皿」を小さくする原因の中でも、影響が広範囲にわたるのが脳の設定障害なのです。脳のプログラムの部分で生じる問題ですから、それは当然でしょう。

体を蝕む「見えないトラブル」ケース②で「見えない感染」について説明しましたが、感染しやすい体の背後では、そもそも免疫に関する脳のプログラムがおかしくなっています。これもまた脳の設定障害の一種ですが、免疫に関するものなので、特に「免疫の設定障害」と呼んでいます。体のすべては脳の指令通りに動いており、免疫もその例外ではないのです。

関節リウマチや全身性エリテマトーデスなどの膠原病では、自分自身の正常な細胞や組織に対し、免疫の働きが攻撃を加えて症状が起きてきますが、これは免疫の設定障害の典型例です。つまり、攻撃すべき対象の設定を間違えているわけです。

また、花粉症などのアレルギー性疾患では、体内に侵入した異物に対して、免疫の働きが行き過ぎてしまい症状が起きてきます。これもまた、免疫の設定障害と考えていいでしょう。

イネイト活性療法では、これら免疫系疾患に対して、免疫の働きに関する脳のプログラム（＝免疫の設定）を修正することで治療成果を上げてきました。

また、免疫系疾患以外でも、この免疫の設定障害を施術することで症状が解消されるケースが数多く見られます。

たとえば、普通の腰痛に見えていても、実はその背後で免疫の働きが自分自身の正常な組織を攻撃するということが起きていて、そのせいで、どんな治療も功を奏さないことがあるのです。

このような腰痛は、関節リウマチと同じような仕組みで症状が起きていますが、病院で「関節リウマチ」と診断されることはなく、根本原因がわからないので根本から治すこともできません。

この場合、腰痛を完治させるには、イネイト活性療法で免疫の設定障害を施術するしかないでしょう。私の知る限り、免疫に関する脳のプログラムを修正できるのは、やはりこの治療法だけです。

「設置障害」——臓器の位置の間違った認識が「見えないトラブル」に

脳の「設置障害」

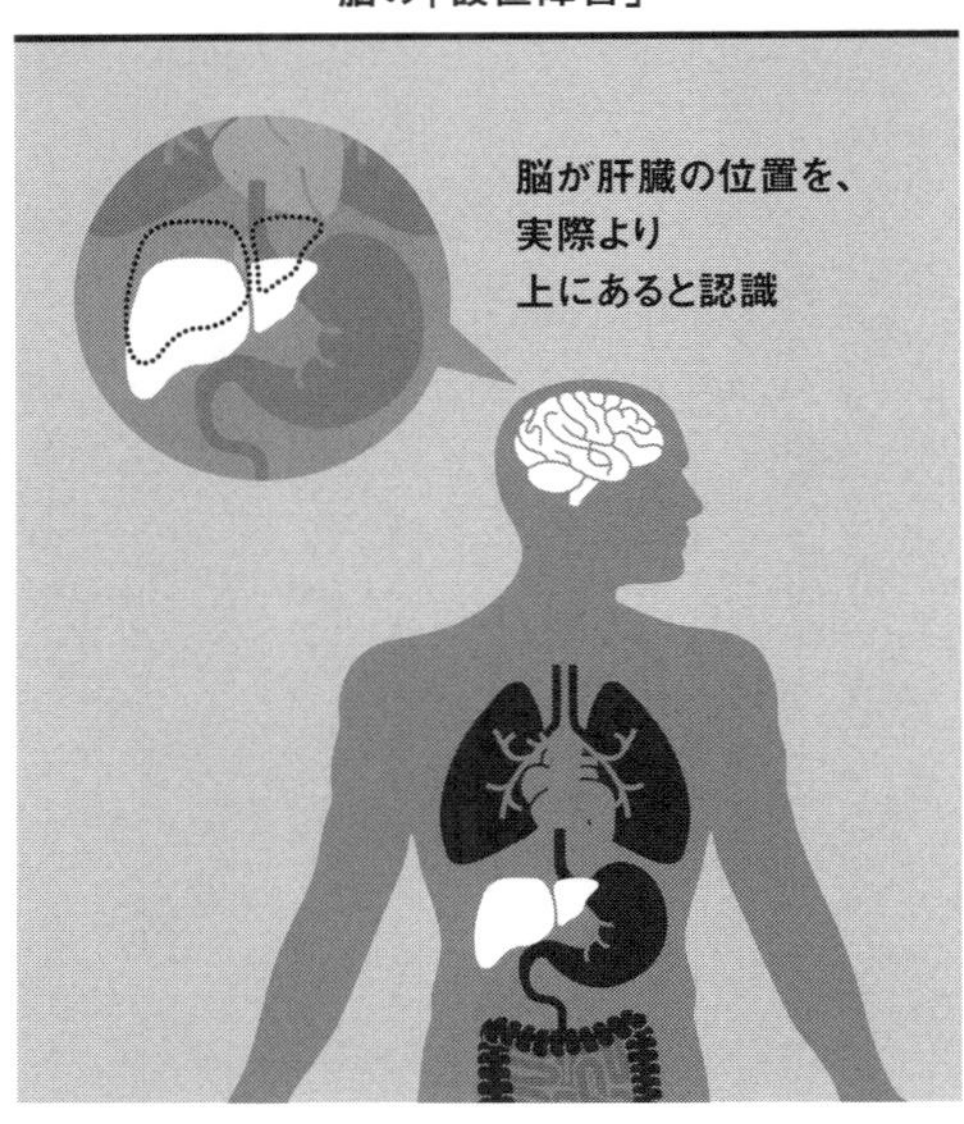

脳の設定障害は多岐にわたっており、たとえば体内の臓器や器官の位置に関する脳のプログラムがおかしくなっているケースもあります。

肝臓を例にとると、肝臓が実際にある場所よりも、重力下において少し上とか少し下にあるように脳が間違って認識するという現象が起きえます。これもまた脳の設定障害の一種であり、イネイト活性療法では「設置障害」と呼んでいます。

この状態では、その間違った認識のまま、脳がさまざまな指令を下すことになるので、そこからトラブルが起きてきます。

どのようなトラブルが起きるのかは一様ではなく、「設置障害があるとこの症状が起きる」という決まったパターンがあるわけでもありません。

ただ、とにかく、脳のプログラムにそのような設置障害があると、本来必要な指令が下されない可能性が出てきます。

イネイト検査で設置障害が検出された場合、これを施術することで、関連して起きていたトラブルはきれいに解消されます。

「接地面障害」——地面の位置の認識を修正するとうつが改善する

さて、位置に関する脳の間違った認識として、もうひとつ触れておきたいのが「接地面障害」です。

これは、体のどこであれ、そこが地面と接している部分（＝接地面）を、実際の位置よりも少し上とか少し下にあるように脳が間違って認識しているという現象で、これも脳の設定障害の一種です。

このような間違った認識があると、そこからさらに体に対して間違った指令が下されてしまい、さまざまな症状が起きてきます。

段差のあるところでつまずきやすい方は、この接地面障害があるでしょう。しかし、つまずかない方でも、これがあるかもしれません。

また、因果関係はよくわかりませんが、この接地面障害は精神面でのトラブルの原因となります。たとえば、実際の地面よりも下のほうに地面があると脳が認識している場合、その人はうつ傾向があるかもしれません。

病院で「うつ病」と診断されていて、かつイネイト活性療法も受けている方の中で、この接地面障害のなかったケースはこれまで一例もありませんでした。

実際より下方に地面を感じているタイプの接地面障害があると、どうしても足を引きずって歩くようになります。これに心当たりのある方は、接地面障害を持っているかもしれません。

うつ病の場合、この接地面障害を治療するだけで症状が100パーセント解消されるというわけではありませんが、ともかく接地面障害を治さないことには、ほかのどんな治療も十分に功を奏さないということは確かです。

その逆に、実際の地面よりも上のほうに地面があると脳が認識している場合、その人は

脳の「接地面障害」

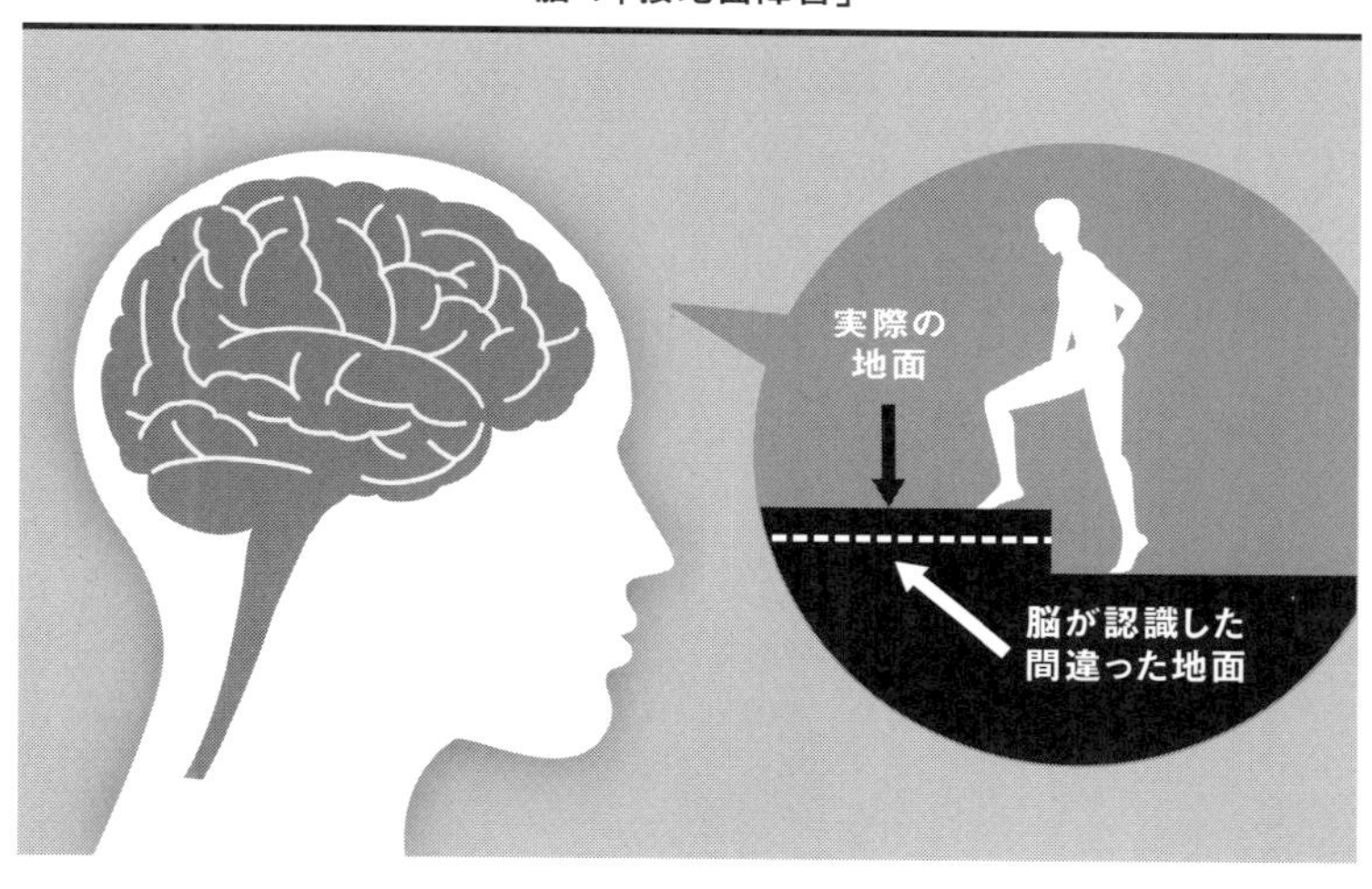

躁傾向となったり、子どもの場合は多動傾向（落ち着きのなさ）として現れたりします。授業中にじっと座っていられない、先生の話を理解できないといった子どもは、おそらくこの接地面障害があるでしょう。

また、大人でも、会話のやり取りがトンチンカンな方、テンションが高くて自分の話ばかりをしゃべり続ける方などは、実際の地面よりも上のほうに地面があると脳が認識している可能性があります。文字通り「浮き足立っている」わけです。

話をまとめると、地面を実際よりも下に認識するとうつ傾向になり、その逆に、地面を実際よりも上に認識すると躁傾向になるわけですが、実際の施術で難しいのは、それが逆に現れることもあるということです。

たとえば、うつ傾向の場合、基本的には地面を実際よりも下に認識するところ、体が自身を守ろうとして逆方向にバランスを取り、地面を実際よりも上に認識していることがあります。

その場合、実際よりも上に認識している接地面障害を施術すると、その後に、実際よりも下に認識している接地面障害が検出されるようになります。こちらのほうが症状の原因となっている真の「見えないトラブル」であり、これを施術することで、うつ傾向は改善へ向かいます。

「骨や軟骨の耐用時間障害」――骨や軟骨には耐用時間が設定されている

体を支えている骨や軟骨には、その基本設定として負荷に耐えられる「耐用時間」が脳において設定されています。通常はその耐用時間として15時間以上が設定されていますが、何らかの理由でその耐用時間のプログラムが狂っていると、たとえば1時間しか負荷に耐えられないということになります。

その場合、少し体を使っただけでも、そのときに負荷のかかる骨や軟骨が耐えられず、体にさまざまなトラブルが起きてきます。

もともと、骨や軟骨は15時間以上負荷をかけ続けても、物理的には耐えられるようになっています。疲れたとしても特にトラブルに発展することなく、その疲れは自然に回復されるのです。

しかし、骨や軟骨の耐用時間のプログラムが狂い、耐用時間が15時間よりも少なくなってしまうと、ちょっとした負荷が耐えられなくなり、体にトラブルが起きてきます。もちろん、耐用時間9時間の人よりも30分の人のほうが状態は悪く、短くなればなるほど、トラブルが早く現れ、しかもその度合いも大きなものとなります。

その場合、問題となっている骨や軟骨の耐用時間を15時間以上に修正しなければなりません。そうしないと、それを原因として起きていた症状は何度でもぶり返すでしょう。

もちろん、そのような修正ができるのはイネイト活性療法だけです。

もし、あなたが座っているときに、30分もしないころから足を組んだり、足やお尻を動かしたりして落ち着いて座れなくなるなら、骨盤にそういうトラブルが隠れているはずです。

この状態では、一般的な治療院で骨盤などを矯正したとしても、耐用時間は短いままなので、やはりちょっとした負荷に耐えられず、骨格も再び崩れてしまいます。

「見えないトラブル」ケース 4

脳の打ち身／脳の形の異常

うつ病・頭痛・統合失調症・脳梗塞の後遺症……
脳に関係する症状や疾患の背後には
「脳の打ち身」「脳の形の異常」が隠れている

頭部打撲で「脳の打ち身」になると精神面が弱くなる

「健康の受け皿」を本来の大きさに戻すには、ここまで説明してきた脳の設定障害を治すほかに、脳が物理的に受けたダメージの回復も大切です。

脳の物理的ダメージというと脳挫傷のような重大なケガを想像しますが、ここで言うそれは、ずっと軽度のダメージのことです。

たとえば、子どもが転んで軽く頭を打ったり、ゲンコツを食らったり、サッカーでヘディングをする程度の衝撃であっても脳はダメージを負います。大人でも頭に衝撃があれ

脳も打ち身になる

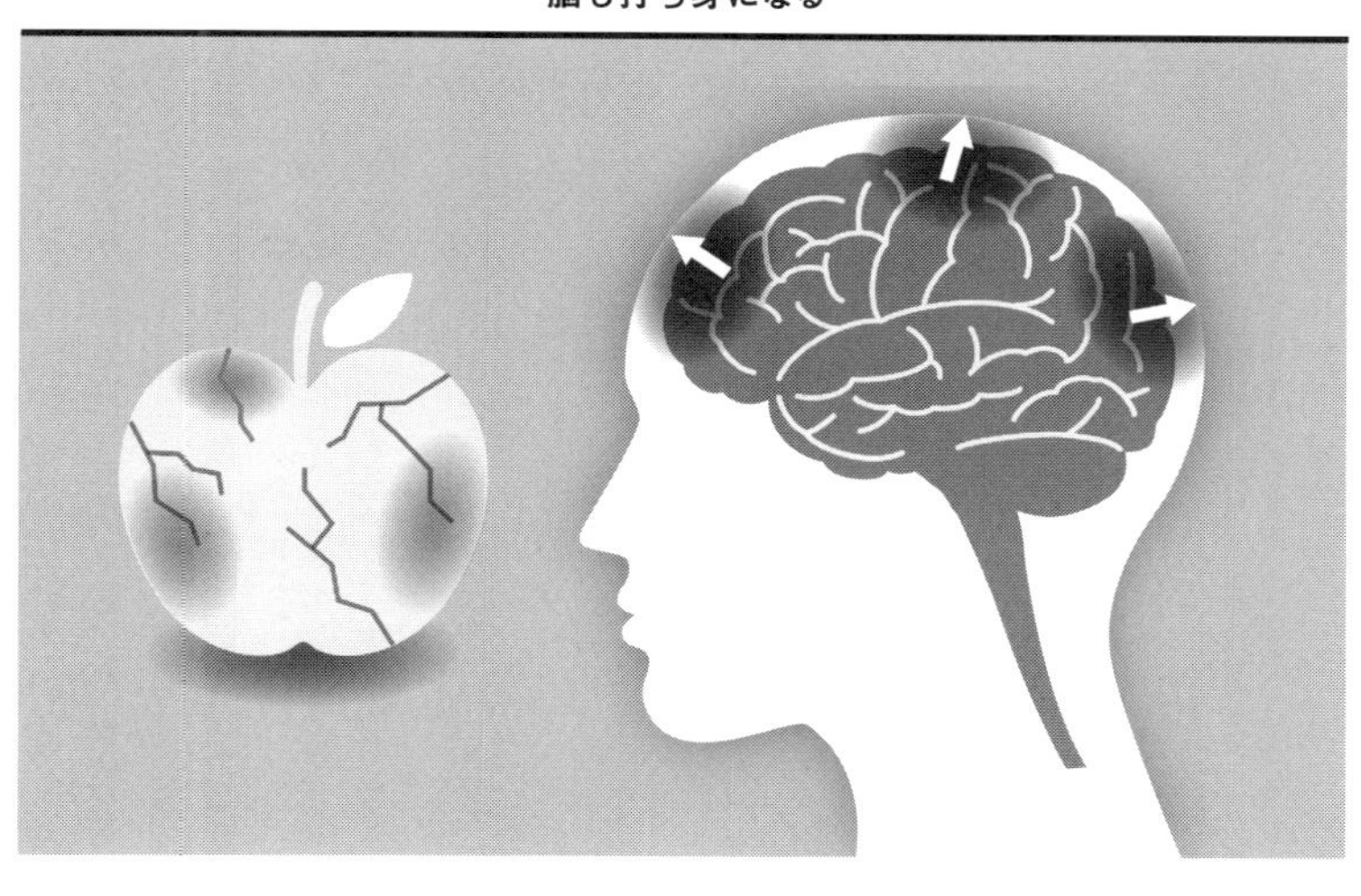

ば同様にダメージがあります。

果物を落とすとぶつかった部分がプヨプヨしますが、ちょうどあのような感じで「打ち身」になって軟化します。表面的にはたんこぶができただけに見えていても、内部では「脳の打ち身」とでもいった状態が生じているのです。

これは病院の検査ではわからない「見えないトラブル」です。

この軟化した脳組織は感染しやすくなり、打ったところの頭蓋骨に微細な骨折（見えない骨折）が生じるなど、複数の問題が重なることも少なくありません。

打ち身になった脳は組織として弱くなりますが、その程度や状況によっては自然治癒力により修復されることもあります。しかし、何らかの原因で修復されないままだと、数十年の時を経て疾患を引き起こすことがあるのです。

具体的には、ストレスに弱くなったり、トラウマを抱え込みやすくなったりと、精神面で問題を生じるほか、体への間違った指令が下されて身体症状を引き起こしたりします。

先ほど、うつ病の方に接地面障害が多いと述べましたが、実は、ここでいう脳の打ち身も、うつ病の背後によく見られる「見えないトラブル」のひとつです。

そのため、イネイト活性療法で脳の打ち身を施術すると、脳の組織が正常化して、それが原因で起きていた体や心の症状が解消されていきます。

興味深いことに、この脳の打ち身がある患者さんを施術しながら、「子どもの頃、頭を打ちませんでした?」と聞いてみると、フラッシュバックしたような感じで、幼少期の頭部打撲体験が思い出されたりします。

人の脳は賢いので、すべての出来事の記憶が忘れられることなく、刻み込まれているのです。

なお、過去の体験を思い出さなくても、施術上の支障はありませんが、思い出せたほうが治療効果が高まる可能性はあります。

頭部打撲は「脳の形の異常」も引き起こす

うつ傾向の方をイネイト検査で調べると、脳がむくんでいるケースもよく見られます。脳がむくむと内圧（内から外へ向かってかかる圧力）が高まり、それが10年、20年と続くと脳の組織が弱くなり、精神面まで弱くなるほか、うつ病をはじめとして、さまざまな症状や疾患につながります。

うつ病までとはいかなくても、ちょっとしたことでクヨクヨ悩んだり、小さなことがすごく気にかかったりする方は、脳にむくみが生じているかもしれません。

その場合、イネイト活性療法で脳のむくみを解消すると、精神面が強くなってきます。正確には、強くなるというより正常に戻り、「何で、こんなことでクヨクヨしていたんだろう」となるわけです。

脳のむくみは、脳の打ち身によって二次的に生じるほか、循環システム（循環器系）の問題で静脈の流れが停滞したり、脳と脊髄の周囲にある脳脊髄液の流れが停滞したりしても起きてきます。

また、脳にかかる圧力には、内圧だけでなく外圧（外から内へ向かってかかる圧力）も

脳の屈曲と伸展

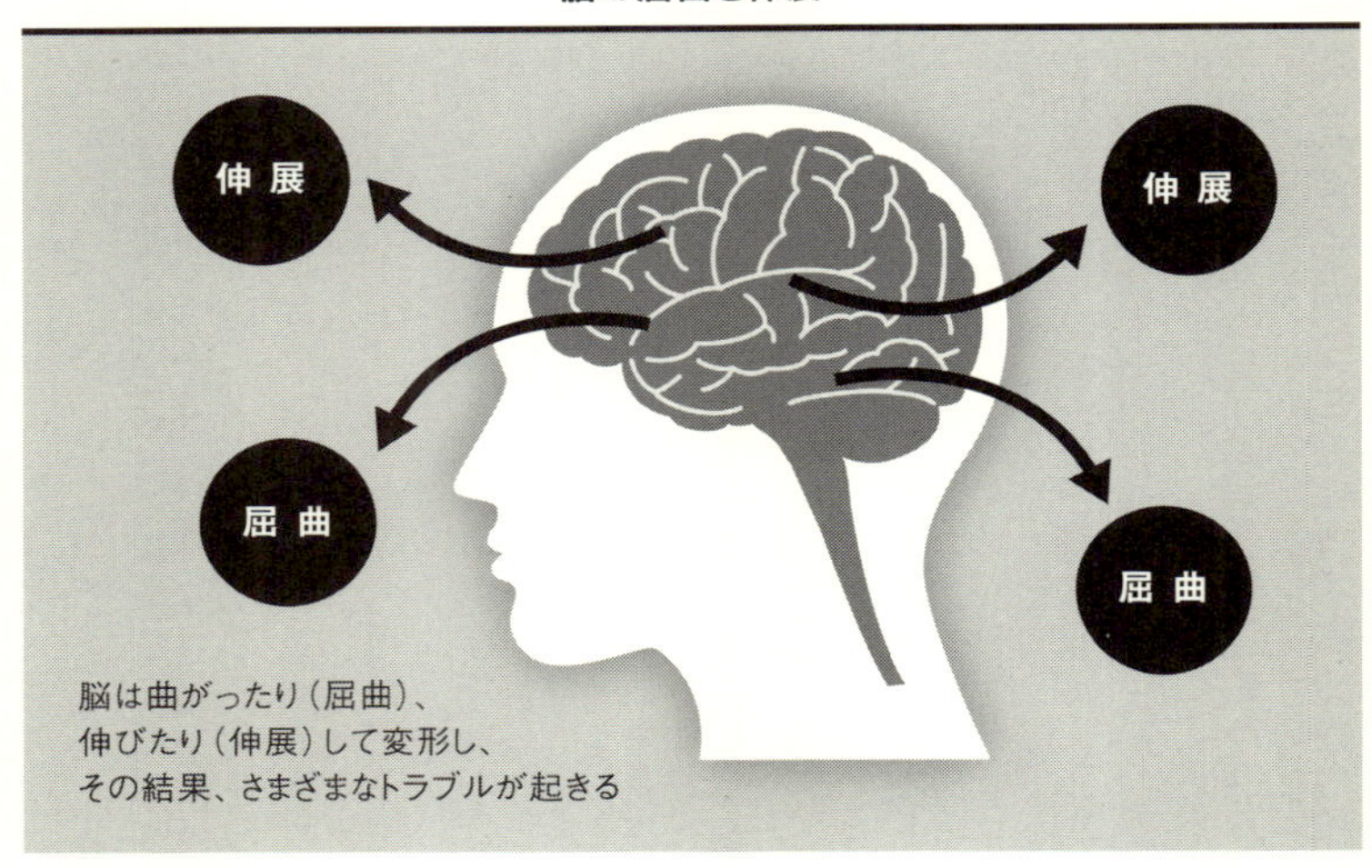

脳は曲がったり（屈曲）、
伸びたり（伸展）して変形し、
その結果、さまざまなトラブルが起きる

あり、頭蓋骨が少しズレたりゆがんだり、あるいは、脳を包んでいる髄膜が脊髄のほうに引っ張られたりすると、そういう外圧が生じてきます。そして、こういった脳への外圧はヒステリーや統合失調症などを引き起こすことがあります。

また、当然のことですが、これらの内圧や外圧がある方の多くは頭痛持ちです。頭痛のある方は実際に頭の圧力を感じられるはずです。

さて、物に衝撃を与えると変形しますが、それと同じく、頭部を打撲したときにも脳の形は変形します。異常な形になってしまうのです。

脳は曲がったり（屈曲）、伸びたり（伸展）、ネジレたり、とさまざまな形に変形します。脳には左右があるので、片方の脳だけが変形したり、あるいは脳の後ろ側だけ、前側だけが変形したりと、およそ物理的に想定される変形はすべて起きえます。複数の変形が複合的に生じることもあって本当に複雑です。

そして、そういった「脳の形の異常」があると、脳から体への指令がおかしくなり、そこからさまざまなトラブルが起きてきます。

ただし、頭部の打撲とそれによる脳の打ち身や脳の形の異常に関しては、どこを打つとこうなる、といった決まった公式はありません。

精神的ショックでも「脳の打ち身」になる

精神的ショックが頭部打撲と同じように作用することもあります。

マンガなどで精神的ショックを「ガーン」と表現しますが、その衝撃はまさしく頭部をガーンと打ったような影響を脳に与えます。特に、精神的ショックを受けた直後は頭部打撲時と同じような症状を示すのです。

これは、物理的ショックも精神的ショックも、脳は区別なく捉えているということでしょう。

イネイト検査で調べると、脳の奥のところにも打ち身（軟化）が検出されることがあります。その原因は定かではありませんが、本来なら打ち身になりにくい場所で起きていることから、精神的ショックによる脳の打ち身だと考えられます。

化学物質・重金属の蓄積が脳を弱くする

体を蝕む「見えないトラブル」②で、細菌やウイルスの脳への感染について述べましたが、有害な化学物質や重金属も同様に脳へ侵入してきます。

本来、脳には「血液脳関門」という門番の働きをするところがあり、細菌などの病原体や有害な物質が侵入しないようブロックしていますが、ニコチンやアルコールなど、そこを素通りして脳に入ってくる物質も数多くあります。

イネイト検査で調べると、医学的には脳に侵入しないとされている物質も含め、たくさんの種類の有害な化学物質や重金属が脳で検出され、そのせいで脳全体が弱くなっています。

それは「健康の受け皿」を小さくするので、さまざまな症状や疾患の原因となってきます。

医学的にも、脳に蓄積した重金属は問題視されていて、コリアンダー（香菜）やクロレラが持つ、重金属を体外へ排出する働きが近年注目されています。

イネイト検査で調べると、確かにコリアンダーやクロレラには脳や身体から重金属を排出する働きがあります。蓄積量の多い方は、コリアンダーのサプリメントなどを摂取したことで、脳から体のほうへ一気に重金属が流れ出し、一時的に体調が悪化することもあるようです。

これまでの経験では、脳から排出させるのはコリアンダーのほうが得意で、体に出てきたものをさらに体外へ排出するのはクロレラが得意だということがわかっています。イネイト検査ではそういうことまでわかります。

ただ、イネイト活性療法だけでも、コリアンダーやクロレラ以上の早さで、脳と体に蓄積した有害な化学物質や重金属を効率よく排出できるので、その施術を受けていれば、特にサプリメントなどを摂取する必要はありません。

脳梗塞の後遺症は神経の違うルートをつくると回復する

ここでは脳で起きている「見えないトラブル」を紹介しましたが、イネイト活性療法は、医学的にも見える（確認できる）脳のトラブルも解消できます。

脳の動脈が詰まって起きる脳梗塞では、その後遺症として、体の片側にマヒが起こる片マヒや、言語障害、認知症に似た認知障害などが起きてきますが、イネイト活性療法はこれらの後遺症を改善させることも可能です。

脳梗塞で壊死した脳細胞が再生することはありませんが、その場所をうまく回避する神経伝達のルートをつくることで後遺症を軽減できるのです。

また、発症してからなるべく早いうちに施術すると、詰まった血管を通して、後遺症の発症自体を避けることができます。

イネイト活性療法の施術者が病院へ出向いて往診施術を行ったケースでは、脳梗塞の後遺症が完全に治っています。

患者さんは60代女性で、右脳幹部近くの脳梗塞の後遺症で左手と足にマヒと運動障害が生じ、言葉もほとんど話せない状態となり、医師からは「後遺症は残るので覚悟しておい

画像診断で確認された血管の詰まりの解消

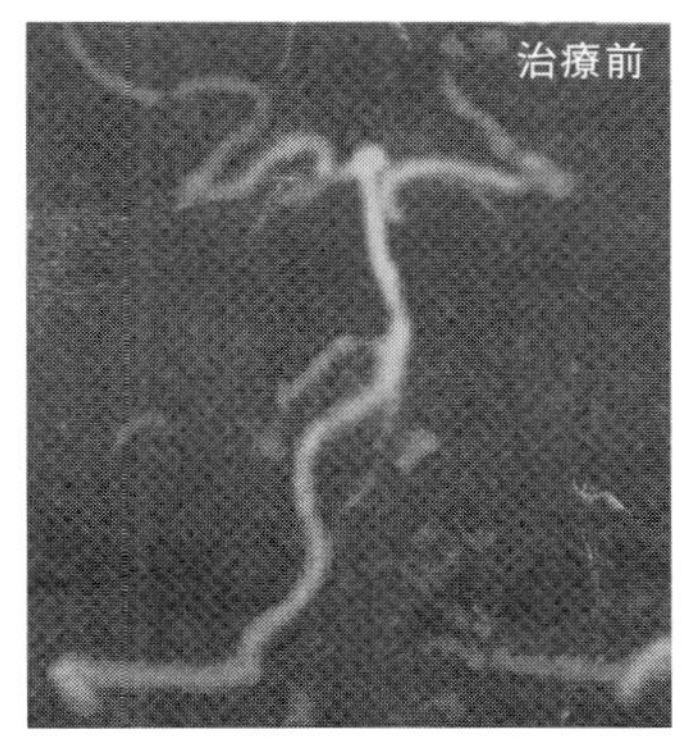

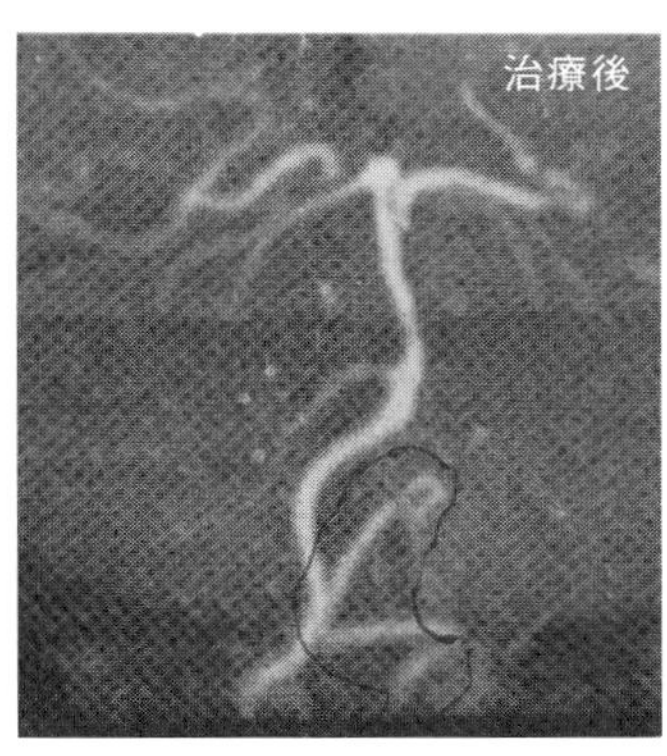

右脳幹部近くの脳梗塞。左手・足の麻痺、言語障害を発症。
イネイト活性療法で治療の結果、詰まっていた血管が通るようになった

てください」と言われていました。

しかし、発症から4日間連続でイネイト活性療法の施術を行ったところ、詰まっていた血管が通ったことが画像診断で確認されます。

結果的に手足のマヒと運動障害、言葉の問題はすべて完全に解消され、その後も一切の後遺症なく普通の生活を送っています。

病院のベッドでの往診施術だったので、当初、医師や看護師からは奇異な目で見られたようですが、医学的には考えられない回復を見せたことから、最後には医師も感心していたそうです。

こういうことができるのは、やはり、イネイト活性療法だけでしょう。

「見えないトラブル」ケース 5

臓器の形・位置の異常／呼吸・呼吸の波の異常／循環システムの異常

アトピー性皮膚炎・脳梗塞・心筋梗塞……
命にかかわることもある疾患の背後には「臓器の形・位置の異常」「呼吸・呼吸の波の異常」「循環システムの異常」が隠れている

臓器の数ミリのズレが大きなトラブルとなる

「見えないトラブル」ケース④で、脳が変形すると述べましたが、そのほかの臓器もまた同じように変形します。硬い頭蓋骨に守られた脳ですら変形するのですから、ほかの臓器もそうなるのは当然でしょう。

それを「臓器の形の異常」と呼びますが、脳と同じく物理的に起こりうるあらゆる形に変形し、複数の変形が複合することもあります。

臓器の形と位置の異常

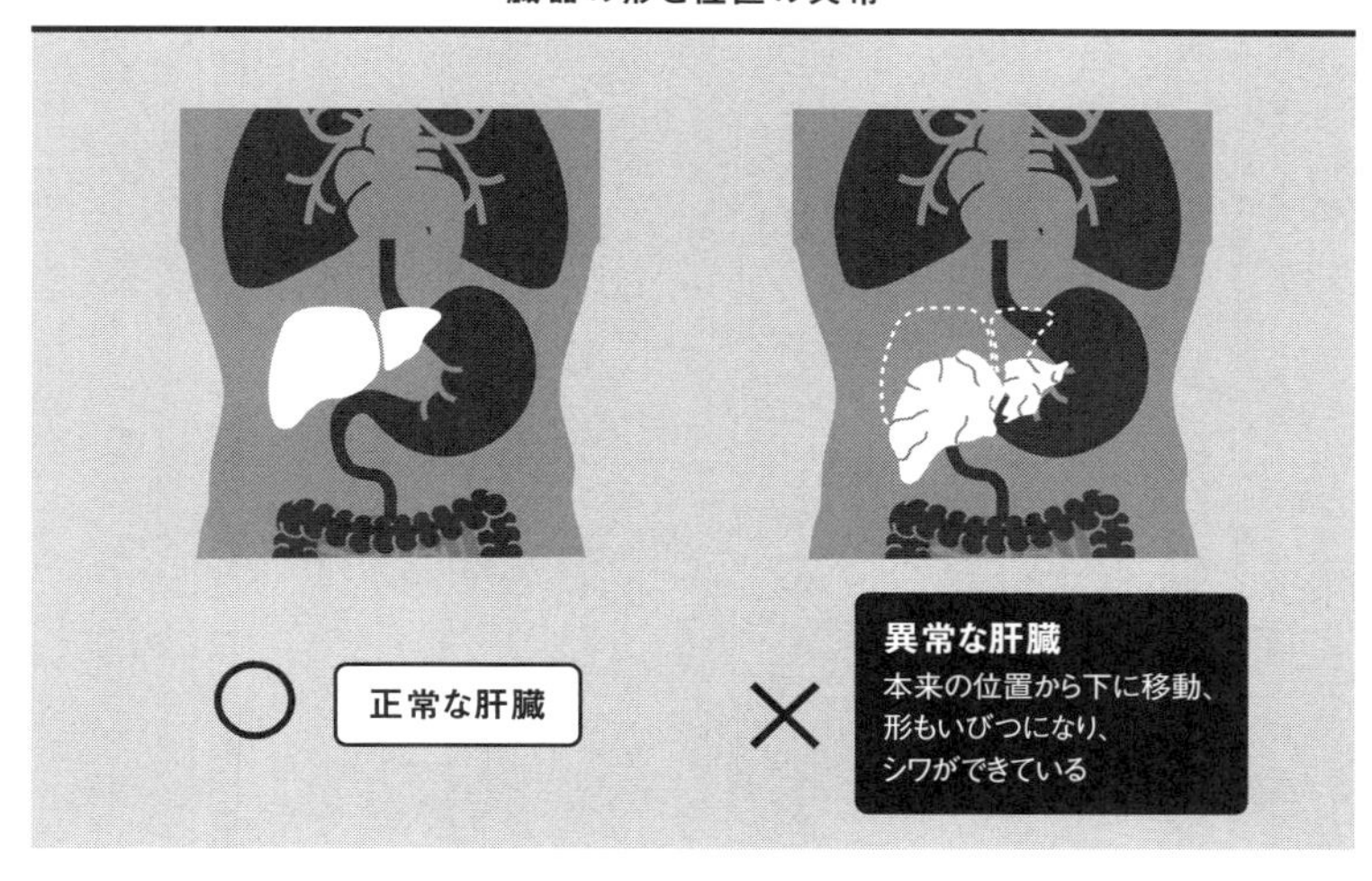

また、それとは別に、臓器の位置そのものがミリ単位でズレることがあり、それを「臓器の位置の異常」と呼んでいます。

「見えないトラブル」ケース③で、脳が臓器の位置を正しく認識していない「設置障害」を紹介しましたが、ここでいう臓器の位置の異常とは、実際に臓器の位置が本来あるべき位置からズレていることを指します。

数ミリのズレというとたいしたことがないようですが、その臓器の機能が低下したり働き過ぎたりと、その働きが必ずおかしくなってきて、そこからさまざまな症状が起きてきます。

臓器の形の異常や位置の異常では、臓器そのものが勝手に変形したり位置を変えたりするわけではありません。

外からの力やほかの臓器からの圧迫でそうなることもあれば、何か別のトラブルがその臓器に生じたことでそうなることもあります。そのほか、さまざまなことが原因となりえます。

形の異常や位置の異常は、どちらか片方だけが生じることもありますが、両方が連動して起きてくることもあります。

たとえば、ある臓器で先に位置の異常が生じ、それが自然には元に戻らない場合、体が臓器の形を変えてでも元の位置に戻そうとすることがあります。

それは、体が自らを治そうという働きなのですが、結果的には、位置の異常に加えて形の異常まで引き起こされることになるわけです。

不十分な呼吸でアトピー性皮膚炎になる

臓器に起きてくる「見えないトラブル」の中で特に注目したいのが、十分な呼吸ができなくなる「呼吸の異常」です。

呼吸の異常というと呼吸困難を想像してしまいますが、そういうことではなく、本来なら100パーセント吸えるところ、50パーセントとか、30パーセントしか吸えない肺になっているということです。

その場合、どんなに深呼吸してもムダで、30パーセントしか吸えない肺なら、どんなに頑張っても30パーセント以上は吸えません。

その意味での呼吸の異常が起きている方は大変多く、体が酸素不足になるために体の機能が全体的に低下して不健康な状態となり、体温が下がり、免疫の働きも低下します。結果、さまざまな症状が起きてくるわけです。

生きるとは息をすること。

息が完全に止まったときが死であることを考えると、不十分な呼吸が健康にマイナスに働くのは当然のことでしょう。

現代人の多くは100パーセントの呼吸ができていませんが、70パーセントぐらいの呼吸量であっても、それだけですぐに健康の問題が生じてくるわけではありません。

ただ、その状態では自然治癒力が万全に働いているとはいえず、疲れが溜まったり、何か外からの刺激があったりすると簡単に病気になり、しかも、それがなかなか治らなかったり慢性化してしまったり……という状態に陥りがちです。

もし、30パーセントしか吸えていなければ、これは大変です。

全身が酸欠状態となり、細胞に酸素と栄養が行き渡らないために、内臓の機能低下などさまざまな症状が起きてくるでしょう。

さらに、呼吸量が不十分な場合、よく起きてくるのがアトピー性皮膚炎などの皮膚トラブルです。また、脳が酸欠になるため頭痛も起きやすくなります。

アトピー性皮膚炎は子どもがかかることの多い病気のひとつですが、その原因として肺に残った羊水による呼吸の異常が挙げられます。

通常、赤ちゃんは羊水をすべて吐ききって生まれてきますが、中にはうまく吐ききれず、肺の中に羊水を残したままになってしまう子がいて、こういう子はその後、アトピー性皮膚炎になります。肺に残った羊水が呼吸の異常の原因となり、そこからアトピー性皮膚炎を引き起こしてしまうのです。

そのほか、呼吸の異常の原因として、肺の感染や循環器系のトラブルなどにより、肺そのものがきちんと機能できていないことも挙げられます。

肺は左側が2つのブロック、右側は3つのブロックに分かれていますが、このうち2～3のブロックしか機能していないケースがよく見られるのです。

ちなみに、呼吸量の少ない人は、それに応じた体に変わってきます。

また、たとえば30パーセントしか吸えない体は、その呼吸量に合わせて胸郭（ろっ骨で

呼吸の異常

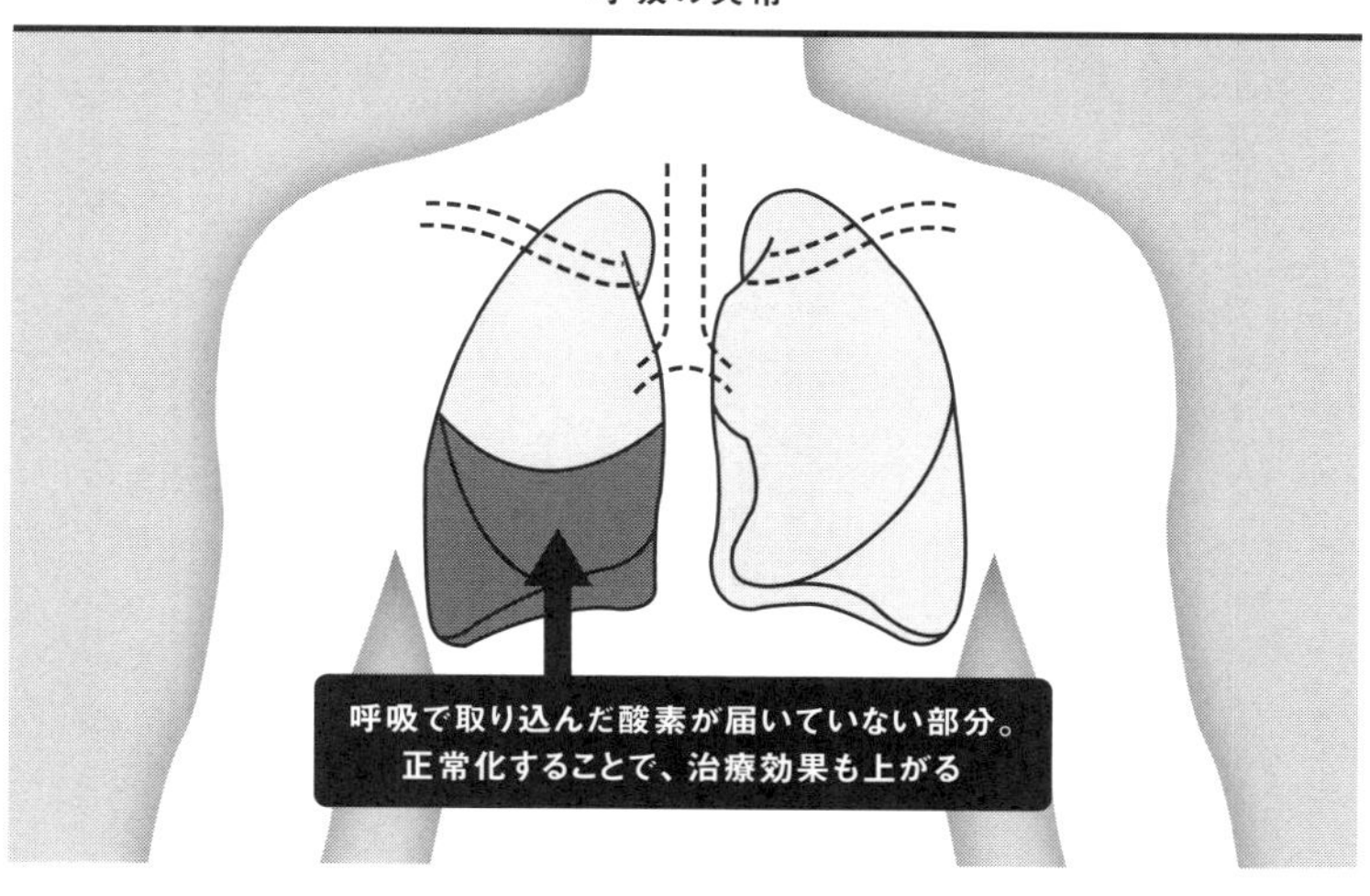

囲まれた部分）が小さくなり、その結果、猫背となります。

同様に、呼吸量に合わせて、体が鼻を詰まらせることもあります。もちろん、風邪などで鼻が詰まることはありますが、それとは別に、慢性的に鼻が詰まっている方は、吸える量に合わせて鼻がそうなっているのかもしれません。

イネイト活性療法の施術でこの呼吸の異常が検出された場合、これが症状の根本原因でなくても、１００パーセントの呼吸に戻すと治癒がより早まります。

呼吸の異常が症状の根本原因である場合、本来の20パーセントしか吸えていないというケースもあります。その場合、これを改善することなしに症状を解消することはできません。

トラブルのあるところは「呼吸の波」が感じられない

呼吸をすると横隔膜が動き、胸郭が大きくなったり小さくなったりしますが、この動きは全身を微妙に波打たせ、手の感覚が鋭敏な方なら訓練次第で体のどの場所でもその波が感じられるようになります。

私は修業時代、「野口整体」という鋭敏な手の感覚を必要とする施術法を学んでいて、体のどこを触ってもその呼吸の波を感じられるように訓練させられていました。足先を触っているだけで、その人が今、息を吸っているのか吐いているのか、わからなければならないのです。

たとえば、足先の指に触れていると、息を吸ったときに「呼吸の波」がバーッとやってきます。

この訓練が何の役に立つのかというと、その波が通っていかない場所に何らかの異常が起きているので、それにより検査ができるのです。

イネイト活性療法では、この呼吸の波がない場所は脳の管轄から外れているので、そこが原因となりさまざまな症状が起きてくると考えます。

呼吸の波を感じるには手の感覚を鋭敏にする訓練が要されますが、イネイト検査を使うと、どこに波があり、どこに波がないかがわかります。また、手の感覚では体の表面を走る波しかわかりませんが、イネイト検査なら体の内側に伝わる波もわかるので検査の範囲がグッと広がります。

この呼吸の波に関しては、波そのものにトラブルが起きているというよりは、臓器や器官などに何かほかのトラブルが起きていて波を受け入れない状態にあり、そこが障壁となって波が伝わらないと考えてください。

これについては、海に浮かぶブイ（浮標）を想像するといいかもしれません。

内臓や器官が海に浮かぶブイだとすると、通常なら波に合わせてそれらは揺れているので、そこに触れると波の動きを感じられるでしょう。

ところが、ある内臓が何らかの原因で揺れない状態になっていると、そこに触れていても波が感じられません。

揺れない原因はさまざまですが、その場所が脳の管轄を外れているのは確かであり、そこからさらに、ほかのトラブルに発展していくことになります。

イネイト活性療法では、これを「脳の設定障害」の一種と捉え、それを施術することに

呼吸の波

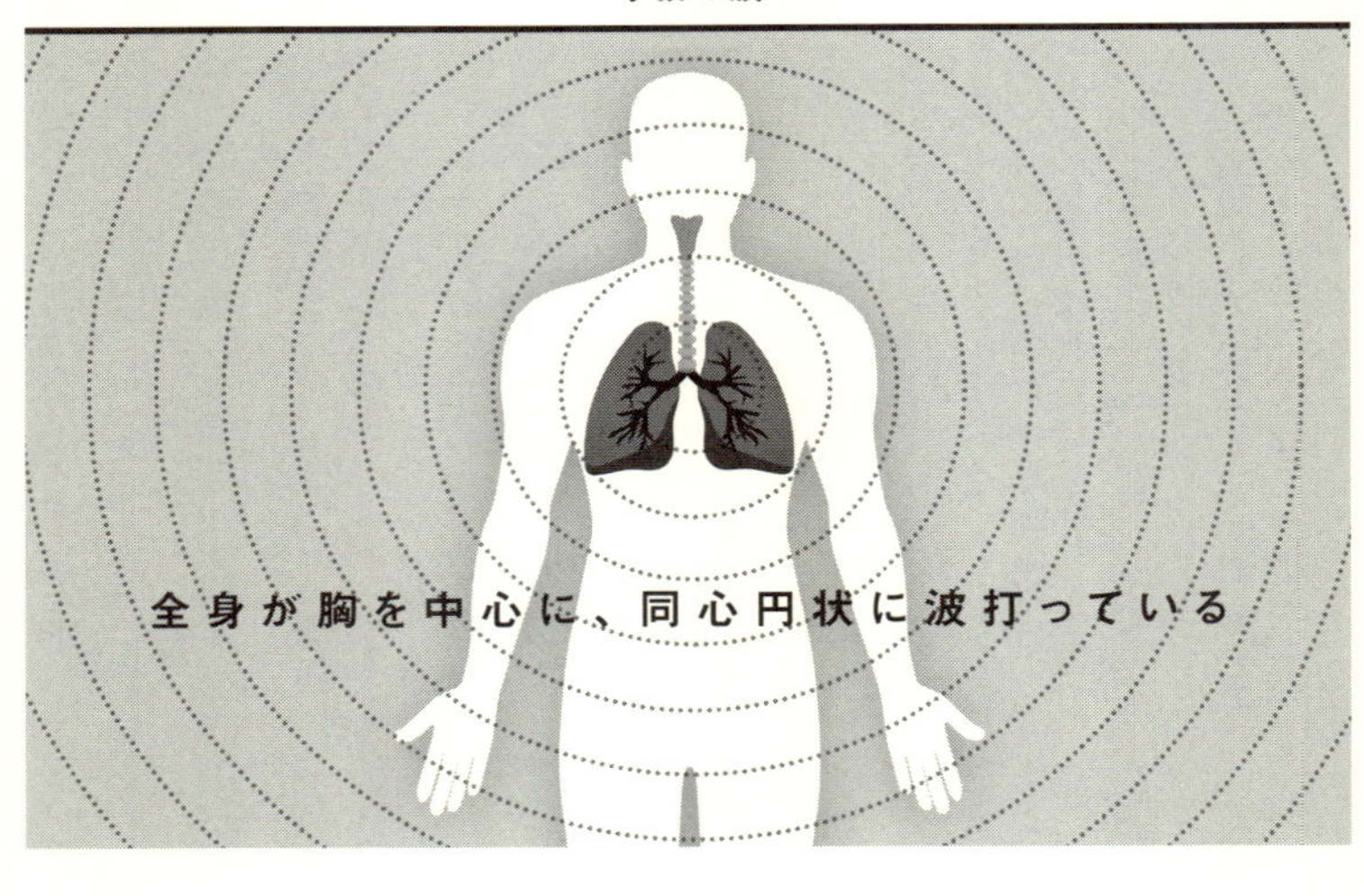

よって、呼吸の波が起きていない場所の臓器や器官のトラブルを解消します。

以前、古くからのある女性患者さんが私のところに相談に来ました。その内容というのは、膣の入り口あたりにあるバルトリン腺という管に7年前から良性腫瘍ができていて、最近になってそれが大きくなり管が詰まって痛いので、病院から手術を勧められているとのこと。女性としては、できればその手術を受けたくないというのです。

私が検査をてみると、その患部のところに呼吸の波が来ていませんでした。そこで、私が呼吸の波のことを説明して施術したところ、とたんに痛みが沈静化し、腫瘍も小さくなりました。脳から正しい情報を取り出すことができるようになり、自然治癒力が働き始めたのでしょう。

繰り返しになりますが、「生きるとは息をすること」です。

呼吸の重要性は何度強調しても、強調し過ぎるということはありません。

循環システムのトラブルは命にかかわってくる

呼吸の波のように全身を巡る動きとして、次に血液やリンパ液の流れにも目を向けてみましょう。

循環システムは医学的には循環器系ともいい、体内で血液やリンパ液などを循環させる働きをいいます。循環システムは心臓と血管、リンパ管とリンパ節などから成り、栄養を吸収する腸や、呼吸を行う肺、老廃物の排出にかかわる腎臓などとつながって、さまざまなやり取りを行っています。

ここで説明する「循環システムの異常」とは、血液やリンパ液が全身を巡りながら体の各部位との間で行っているやり取りの仕組みが崩れて、本来の働きをしなくなった状態のことです。

本来の働きとは、血管が柔軟性を保ったり、それ自身のダメージを回復したりする力のほか、血液やリンパ液の流れを正常に保ったり、さまざまな臓器や器官との酸素や栄養のやり取りなどを正常に行ったりすることを指しています。

さらに、その仕組みを背後でコントロールしている自律神経が正常に働いていることまで含めて、循環システムの本来の働きと見なしていいでしょう。

循環システムの異常のわかりやすい現れの例のひとつに、血流障害（血行不良）があります。

これには全身の血行が悪いというだけでなく、体のパーツごとに血流障害が生じるケースもありますが、いずれにせよ、循環システムの異常が根本にあった上で、そこから派生してさまざまな症状が起きてきます。

ただ、体の特定のパーツの血流障害については、循環システムの異常ではなく、筋肉の緊張など、そのほかのトラブルが原因ということもあるので、正確なところはイネイト検査で調べてみないとわかりません。

循環システムの異常が生じている場合、体のいろいろな場所でその働きにトラブルが生じたり、痛みやシビレなどが起きたりすることがあります。また、血液やリンパ液の流れが滞ることで感染が起きやすくなるケースもあります。

その中でも特に問題となるのは、脳や心臓、腎臓など重要な臓器でのトラブルにつながってくる場合です。特に脳と心臓は命にかかわるのでトラブルが起きると大変です。

循環システムの異常が原因で起きた脳梗塞や心筋梗塞、腎臓なら腎不全などは、病院の治療によってそれが良くなったとしても、イネイト検査で調べると、根本原因となっている「循環システムの異常」はそのまま残っています。

そのため、いったんは良くなったように見えても、再び同じような症状や疾患が起きてくるでしょう。また、リハビリなどにも時間がかかります。

そのような場合でも、イネイト活性療法で循環システムそのものを改善するとリハビリがはかどり、再発のリスクも低くなります。

循環システム

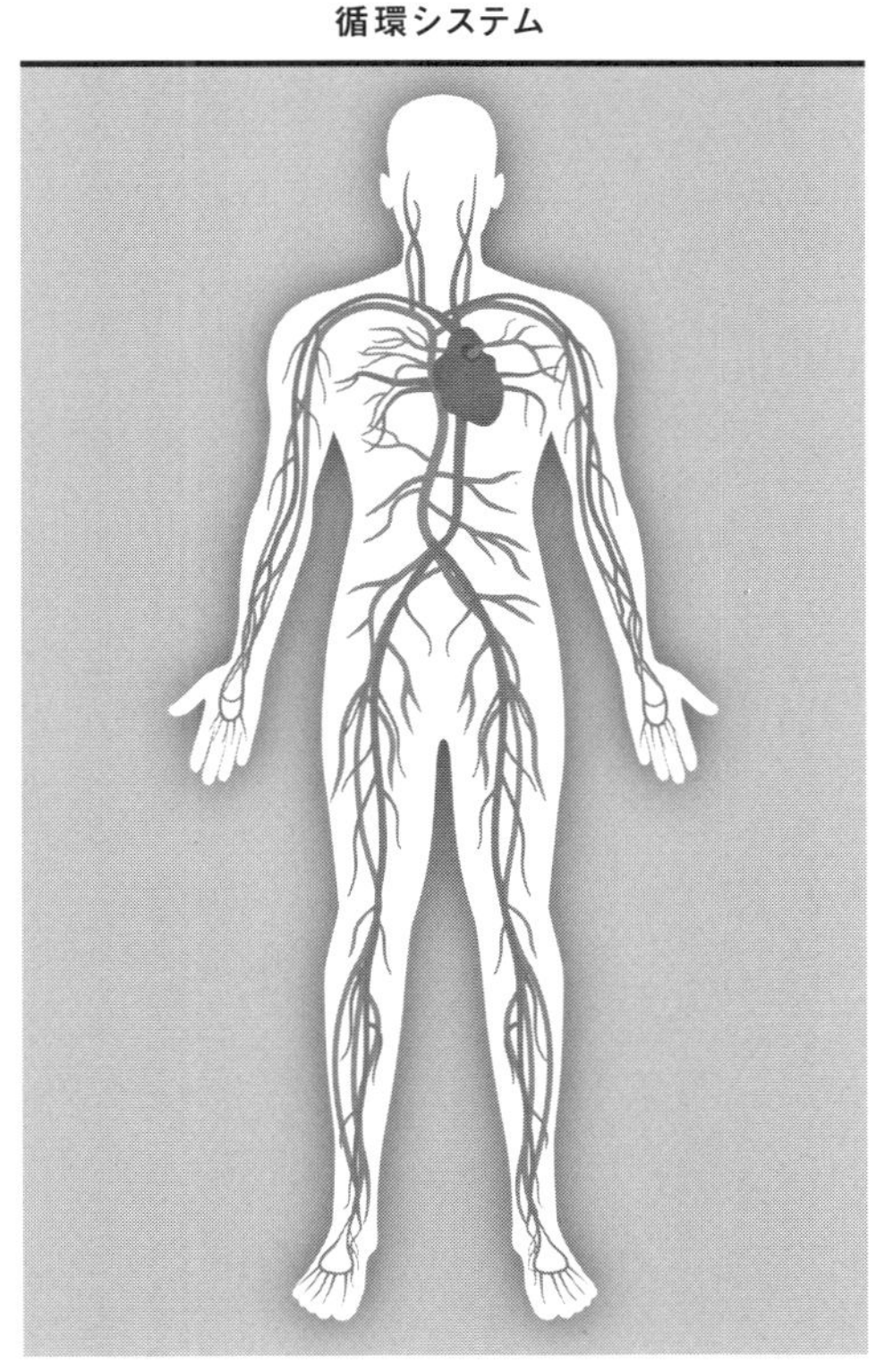

肩こりは「循環システム異常」の始まりかもしれない

心筋梗塞や脳梗塞で亡くなる方は大変多いのですが、実は発症する何年も前にその「スイッチ」が入っています。ここでいうスイッチとは循環システムの異常の始まりのことです。

中には20年前、30年前にスイッチが入るケースもあります。つまり、循環システムは突然おかしくなるのではなく、時間をかけて少しずつ悪化していくものなのです。

スイッチの入ったばかりの段階はまだ症状も浅く、最初は肩こりくらいから始まります。これは、循環システムの異常を知らせるための小さなサインです。

肩こりというと誰もが経験するささいな症状に思えますが、それが循環システムの異常が原因で起きている場合、20年後や30年後に起きるかもしれない脳梗塞や心筋梗塞の予兆と考えることができます。体に備わった自然治癒力が自分を守ろうとして、重大な疾患に進行する前に治してほしいと訴えているのです。

ところが、本人はそれがサインであることに気付かず、その肩こりを解消しようとマッサージなどに行きます。これにより一時的には楽になりますが、循環システムの異常は改善されないままなので、心筋梗塞や脳梗塞へ至るスイッチは切れることがありません。

するとと、体のほうはもっとサインに気付かせなければならないと、この肩こりをもっと悪化させたり、シビレなどほかの症状を起こしたりします。

しかし、多くの人はこういった症状を年齢のせいにしつつ、マッサージがダメなら今度は整体で頸椎を矯正してもらおう……といった具合に、対症療法に終始するばかりでしょう。

そうこうしているうちに、スイッチが入ったままの疾患は水面下で進行し続け、やがて、内臓の調子が悪くなったり、腰を悪くしたりと全身さまざまなところに症状を起こしていきます。生命にかかわる疾患のスイッチが入ってしまっていることに早く気付いてほしいから、体はそのように懸命にサインを送ってくるのです。

それでもなお、対症療法ばかりで根本的なところを解決しないでいると、ついに、心筋梗塞や脳梗塞といった事態が訪れます。

そういうわけで、「たかが肩こり」とあなどってはならないわけですが、もちろん、単純に疲労などが原因の肩こりもあります。イネイト検査なら、それが循環システムの異常から起きている肩こりなのか、それ以外の原因で起きている肩こりなのか明確にわかり、正しい対処ができます。

とはいえ、よく肩がこるという方の多くは、やはり循環システムの異常を起こしているケースが多く、そのことは、心筋梗塞や脳梗塞などが死因の上位にあることからも明らかです。

イネイト検査によって脳から情報を得ることで、それが単なる肩こりなのかどうか、循環システムの異常であればいつからそれが起きているのか、さらに、このまま放置していたらいつごろにどういう疾患が起きてくるか……というところまでわかります。

また、イネイト活性療法で治療した場合に、どういう順序で治ってくるかということもわかります。

もともと体には自分自身を治すシステムが備わっているので、どの順序で治してほしいという情報もすべて脳にあるわけです。

「見えないトラブル」ケース 6

周波数障害／電磁波障害

電磁波過敏症・心の問題・手足の震え……
現代社会が生み出した新たな疾患の背後には
「周波数障害」「電磁波障害」が隠れている

臓器にはそれぞれ固有の周波数がある

物質はそれぞれ固有の周波数を持つといわれています。周波数というのは、一定の時間の間に何回振動するかを示す数値です。

それと同様に、人体の臓器や器官にもそれぞれ固有の周波数がありますが、何らかの原因により、その周波数が本来の数値から乱れてしまうことがあり、イネイト活性療法ではこれを「周波数障害」と呼びます。

周波数障害がある臓器や器官は本来の働きからズレていくため、そこをどんなに治療し

臓器の周波数の乱れによる機能異常

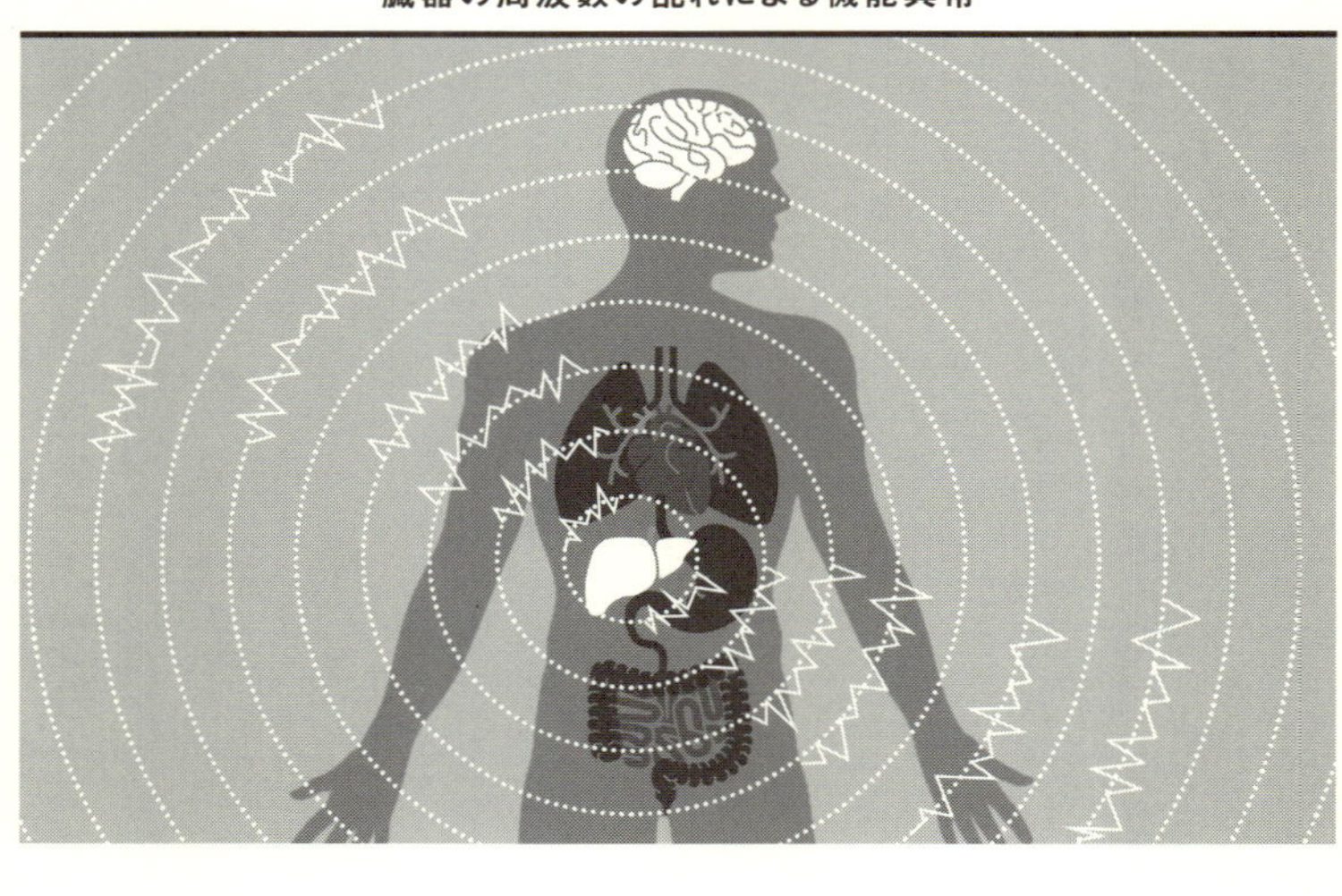

ても正常には戻りません。脳から正常な指令が下っても、その乱れた周波数がズレた方向へ向かせるので正常に戻れないのです。

たとえば、肝臓が固有に持っている本来の周波数が乱れている場合、肝臓に指令を下す脳や、その指令を伝える神経が正常であっても、さらに、肝臓の位置や形が正常で、感染などがないとしても、その肝臓の働きは正常からズレていき、それがやがて症状や疾患へつながります。

その場合、肝臓の周波数障害を治さないことには、決して根本からの完治に至りません。

肝臓本来の周波数は脳が知っているので、イネイト活性療法で肝臓を脳の管轄にしっかり戻すことで、その周波数に修正されます。

病院ではこういうことはいわれていませんが、医療先進国のドイツでは医学的に周波数障害へアプローチする動きも起きてきているようです。

では、なぜ周波数の乱れが生じるのでしょうか。

「脳の打ち身（軟化）」があると「電磁波障害」も起きやすい

臓器や器官の周波数が乱れる原因はさまざまですが、この現代社会において一番の原因となるのが電磁波の存在です。

電磁波とは空間の電場と磁場の変化による波のことで、光や電波、そして放射線なども その一種です。そのうち、ここで問題にする電磁波とは電波のことで、医学的にも、携帯電話などから発するマイクロ波や、送電線から発生する低周波磁場などによる発がんリスクが指摘されています。

イネイト活性療法では、そのような電磁波による体への悪影響を「電磁波障害」と呼んでいます。

日常的に飛び交っている電磁波の危険性については議論も多いのですが、イネイト検査で調べると、「見えないトラブル」ケース④で説明した「脳の打ち身（軟化）」がある方には、電磁波障害が起きやすいようです。つまり、人によって電磁波の悪影響を受けやすかったり、受けにくかったりするのでしょう。

また、体に電磁波が入ってくると静電気として帯電して問題を起こします。いわゆる電磁波過敏症がこれです。電磁波過敏症は、電磁波の多い環境下で帯電を繰り返すことで発症します。

また、電磁波が体内に入ると、体内で常に起きている「自律運動」という動きが止まります。自律運動については次の章で説明しますが、それが止まっている場所は脳の管轄から外れていて自然治癒力が働かない状態となっています。

特に高圧電線の直下などに住んでいると、強い電磁波を浴び続けたために自律運動が止まることがよくあります。

そういったことから、健康に長生きするには、電磁波をなるべく避けるライフスタイルを心がけたほうがいいでしょう。

携帯電話で耳や頭蓋骨がネジレて脳を圧迫する

電磁波を避けようとするとき問題となるのが携帯電話の存在です。

スマートフォンなどの携帯電話は、現代人にとって必要なツールとなっているので、さすがに「これを持つな」というわけにもいきません。

しかし、携帯電話で通話するとき、頭のすぐ横で電波を発するため、電磁波がダイレクトに脳へ入り、これが大きな問題となります。

特に頭蓋骨の小さな子どもの場合、携帯電話を当てた側の頭から入った電磁波が逆の頭蓋骨に当たって反射し、ちょうどお寺の鐘の中で音が反響し続けるような感じになります。

それだけ電磁波の影響も大きいため、子どもにとって携帯電話は、健康上非常に危険なものだといえます。

また、携帯電話で通話すると、30秒ほどで耳の穴（外耳道）の形がネジレていくことも確認しています。指で触って確認できるレベルでネジレるのです。

一度ネジレると二度と自然に戻ることはなく、何度か繰り返すと毎回違う方向にネジレるので複雑なネジレとなっていきます。そのネジレは頭蓋骨もネジレさせるので、それに

携帯電話で耳も脳もネジレる

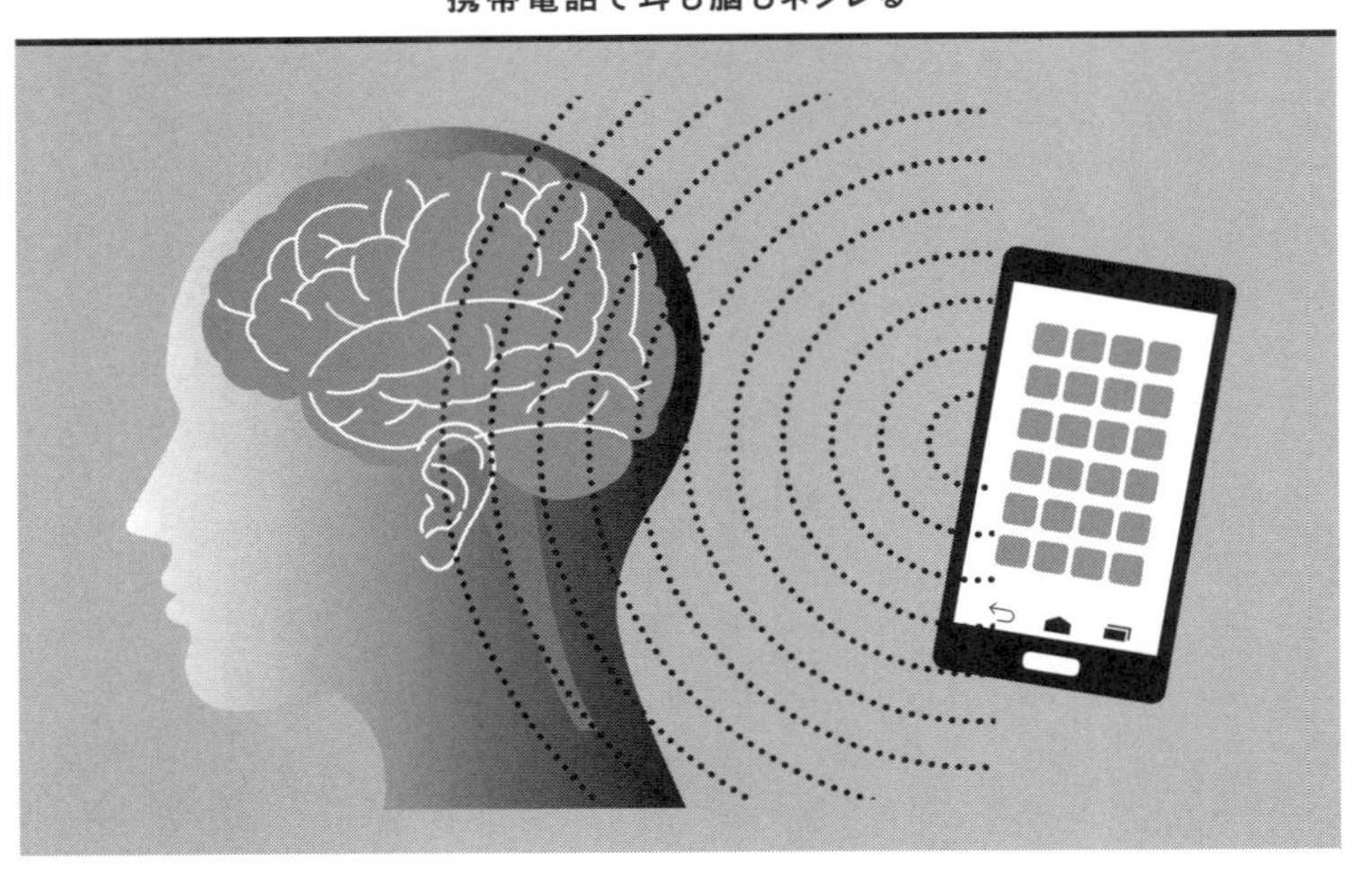

より脳が圧迫され、「見えないトラブル」ケース④で説明したような精神面でのトラブルなども生じてきます。

仕事などでパソコンを長時間使うような方も注意が必要でしょう。

イネイト検査で電磁波障害が検出される患者さんの多くは、パソコンを使う時間が長い傾向があります。パソコンがあると必然的にWi-Fi（ワイファイ）も使うと思いますが、これもまた電波（電磁波）なので、できれば有線LANなどでネット機器に接続することを勧めます。

放射線は電磁波の一種ですが、それとパソコンの電磁波の悪影響が合わさって、健康被害を生じさせたケースもあります。

福島第一原発が爆発したのは2011年

のことでしたが、それから6年後の２０１７年に、ある会社の社員の方がパーキンソン病のように手足が震え出したといって相談に来られたことがありました。

話を聞くと、その会社は原発から比較的近い場所にあり、パソコンで設計の仕事をしているとのこと。さらに、その方だけでなく、ほかの社員にまで同じような症状が現れてきたといいます。

これは明らかに電磁波障害です。おそらく、長年パソコンからの電磁波を浴び続けていたことに加え、放射能の影響までそこにプラスされたために、その症状が起きてきたのでしょう。

脳と腎臓の感染で電磁波過敏症に

一言に「電磁波過敏症」「電磁波障害」といっても、先ほど説明したように脳の打ち身など、さまざまなトラブルが複雑にからみ合っていることがあるので、治療の現場では、イネイト検査でていねいに原因を探る必要があります。

電磁波過敏症を訴える40代女性のケースでは、あらゆる治療を受けたものの効果なく、体内の電気をアースする高額の機械を身に着けて来院。胸、首まわり、両手（特に左腕）

にシビレがあり、電磁波を避けるために電車にも乗れないという状況でした。

案の定、イネイト検査では、たくさんの「見えないトラブル」が検出されます。

治療者はまだイネイト活性療法を学んで間もなかったため、根本原因までは探れなかったものの、とりあえず統括ポイントを治療したところ、患者さんの体が温かくなってきてシビレがかなり減りました。

それから、患者さんは毎日通うようになり、3回目では電磁波のためにそれまで乗れなかった電車で通院。

その後、脳の前頭葉の右にシビレの原因があるとわかり、5回目の治療で、24歳のときの出来事がそれに関係していると判明したので、治療者が患者さんに聞いたところ、24歳当時に交際していた男性からのDVで頭の右側を殴られ、倒れて後頭部を打ち、耳から出血したことがある、とのことでした。

これが判明してからの治療でさらに症状は改善し、10回目の治療では新たに小脳と脳幹の細菌感染を検出。そのさらに先の原因として腎臓の細菌感染が検出されます。

患者さんによると、右の腎臓は遺伝により先天的に委縮していて、まったく動いていないと病院で言われているとのこと。しかし、治療者が念のために調べてみると、腎臓の感染は「13歳時の8月」に起きたと検出されました。

再度、患者さんにそれを聞いたところ、13歳の8月に熱中症で倒れて入院したことがわかりました。おそらく、このときに脳と腎臓をやられたのでしょう。

この回の治療後さらに症状は軽減し、その後、それまで身に着けていた電気をアースする機械なしで通院するようになっています。

この症例でもわかるように、電磁波過敏症といっても原因はさまざまで、場合によっては、いくつもの「見えないトラブル」が複合的、かつ何層にも折り重なって存在していることがあります。

電磁波を避けるライフスタイルを心がけよう

携帯電話やパソコン以外でもっとも問題なのが高圧電線です。

高圧電線の直下に住んでいる方は引っ越したほうがいいのですが、さすがに患者さんにそこまでは言えないので、こちらでできるのは、イネイト活性療法で「健康の受け皿」を本来の大きさまで広げて、なるべく影響が出ないようにすることです。

とはいえ、これから家を買う方や引っ越しの予定のある方は、高圧電線を避けることをまず念頭に置いていただければと思います。

また、高圧電線でなくても電柱などが寝室の外にあると影響が強いので、これも避けたほうがいいでしょう。

より厳密にいえば、住んでいるところの地下に断層や水脈などがある場合も、ある種の電磁波障害が生じるため、そういうところも避けたいものです。

しかし、これについては調べるのが難しいので、そこをあまり気にし過ぎるよりは、「健康の受け皿」を広げることで対処していくほうが現実的です。

そのほか、電磁波を避ける上でいくつかポイントがあるので、次にまとめてみました。

◎携帯電話ではマイク付きイヤホンで通話する

携帯電話本体からは常に電磁波が出ていて、特に通話中はそれが強くなります。そこで、通話時には直接耳に当てず、マイク付きイヤホンを用いることを勧めます。それにより、脳への電磁波の悪影響を軽減できます。

あるいは、スピーカーホンにすれば、イヤホン自体から発する電磁波も避けられます。ただし、頭に近づけ過ぎるとやはり影響があります。

◎寝るときには携帯電話を枕元に置かない

携帯電話を起床アラームとして使っている方は、寝るときに枕元に置いていることが多いでしょう。しかし、携帯電話は通話中以外にも電磁波を発しています。脳への電磁波の悪影響を避けるため、携帯電話は枕元に置かないようにしましょう。

朝起きると頭痛がする方は、これを心がけるだけで頭痛が起きなくなることがあります。不眠症が良くなることもあります。

また、腰痛なども脳で受けた電磁波の二次的な影響で起きることがあるので、朝起きたときの腰痛が気になる方は、これを試してみてください。

◎頭の近くに電源コンセントがくる位置で寝ない

電源コンセントからも電磁波が出ているので、脳を守るため、電源コンセントが頭からなるべく離れた位置にくるような位置で寝るようにしましょう。

電源コンセントがない部屋があるなら、そこで寝るのがベストです。

ホテルのベッドのように頭のところに電源コンセントがついている場合、そちらに足を向けて寝て、少しでも悪影響を避ける工夫をしましょう。自宅のベッドがそのタイプの場合、ベッドからのコードを電源コンセントに刺さないことで、ベッドの電源コンセントで電磁波が生じないようにできます。

なお、オール電化住宅や、そこに太陽光発電をプラスした住宅などは、家全体に電磁波が巡るので、家の中では逃げ場がなくなります。電源コンセントからの影響も大きなものになるので特に注意が必要です。

そういった家で育った子どもがアトピー性皮膚炎になることが多いのですが、それは、赤ちゃんの頃に、寝かせた頭の近くに電源コンセントがあったケースが多いようです。電源コンセントからの電磁波の影響で、半年ぐらいかけてアトピー性皮膚炎になってしまうのです。

「健康の受け皿」が十分広ければ影響を受けることはありませんが、子どもは外界の影響を受けやすいのでダイレクトに症状として現れます。

◎電化製品の使用をなるべく控える

現代人の生活で電化製品を使わないというのは現実的ではありません。

しかし、IHヒーターよりはガスコンロ、電子レンジよりはガスオーブン、電気ストーブよりはガスストーブ、電気毛布よりは普通の毛布……というように替えの利く製品があるなら、なるべく電気を使わないものを選びましょう。

電子レンジなど比較的短時間だけ使うものであれば、そのときだけ機器から離れるという使い方を心がけるだけでもいいでしょう。

◎新幹線ならグリーン車、飛行機なら翼の近く以外の席を選ぶ

新幹線が走るとき、かなりの電磁波が発生するといわれています。睡眠不足ではないのにウトウトしてしまうのは、その電磁波で脳が硬くなったり萎縮したりするからですが、

グリーン車は電磁波除去が施されているといわれており、確かにそういう現象が起きてきません。

そこで、電磁波を避けたいなら少し金額が高くてもグリーン車を選ぶべきだといえます。航空機の場合、翼の近くほど電磁波が強いといわれているので、そういう席を避けるように心がけるといいでしょう。

ひとつひとつは小さなことですが、できる限りこれらを心がけることで、生涯で受けることになる電磁波の量は大きく異なってくるので、健康に長生きしたいなら、これらに注意を払うことをお勧めします。

特に子どもは電磁波の影響を受けやすいので大人が注意してあげてください。

最近では携帯電話やスマホを持つ子どもも多く、また携帯ゲーム機にも電波を発するものがあるので、電磁波の悪影響を踏まえた使い方を考えてあげる必要があります。

「見えないトラブル」ケース 7

自律運動の消失・偏り・減少

「見えないトラブル」の根源……
治りにくく、再発を何度も繰り返す症状の背後には
「自律運動の消失・偏り・減少」が隠れている

「自律運動」は自然治癒力が動きとして現れたもの

本項のテーマである「自律運動」の話の前に、「自然治癒力」という言葉について、もう少し説明しておきましょう。

自然治癒力とは、生物に生まれながらにして備わっているケガや病気を治す力のことで、体内環境を一定に保とうとする恒常性の働きや、体内に侵入した病原体を撃退する免疫の働きなどもそこに含まれます。

医学的には、自然治癒力についてはっきりと定義されてはいないようですが、自然治癒

力がなければ、たとえ医師であってもケガや病気を治せないのは確かです。

たとえば、骨折すると病院でギプスを付けてもらいますが、折れた骨がつながるのは体の自然治癒力のおかげです。

あまり不摂生をすると自然治癒力が追い付かず、病気になることもありますが、多くの病気は生活を整えたり休養を十分にとったりすると、体自身が自然治癒力によって治してくれます。

多少のケガなどもそうですが、やはり自然治癒力が傷を修復してくれます。手術で縫った場合も、皮膚を再生してその切り口をつなげてくれるのは、体自身の自然治癒力の働きです。

つまり、医療と呼ばれるものの多くは、自然治癒力が働きやすい状態をつくってあげているだけです。逆にいえば、自然治癒力以上に治せる医療技術は今のところ存在しません。

では、その自然治癒力の「強さ」を測ることは可能でしょうか？

体のどの場所で自然治癒力が働いていて、どこで働いていないか、ということを正しく知ることは可能でしょうか？

自律運動では、まさにそこを知ることができます。

そして、自律運動は自然治癒力が動きとして現れたものなので、それを回復させると自然治癒力も回復し、あらゆる症状や疾患が治癒へと向かい始めます。

「自律運動」のトラブルは、すべての「見えないトラブル」の根源

この自律運動がいったいどうして、何のために起きてくるのか、それは私にはわかりません。

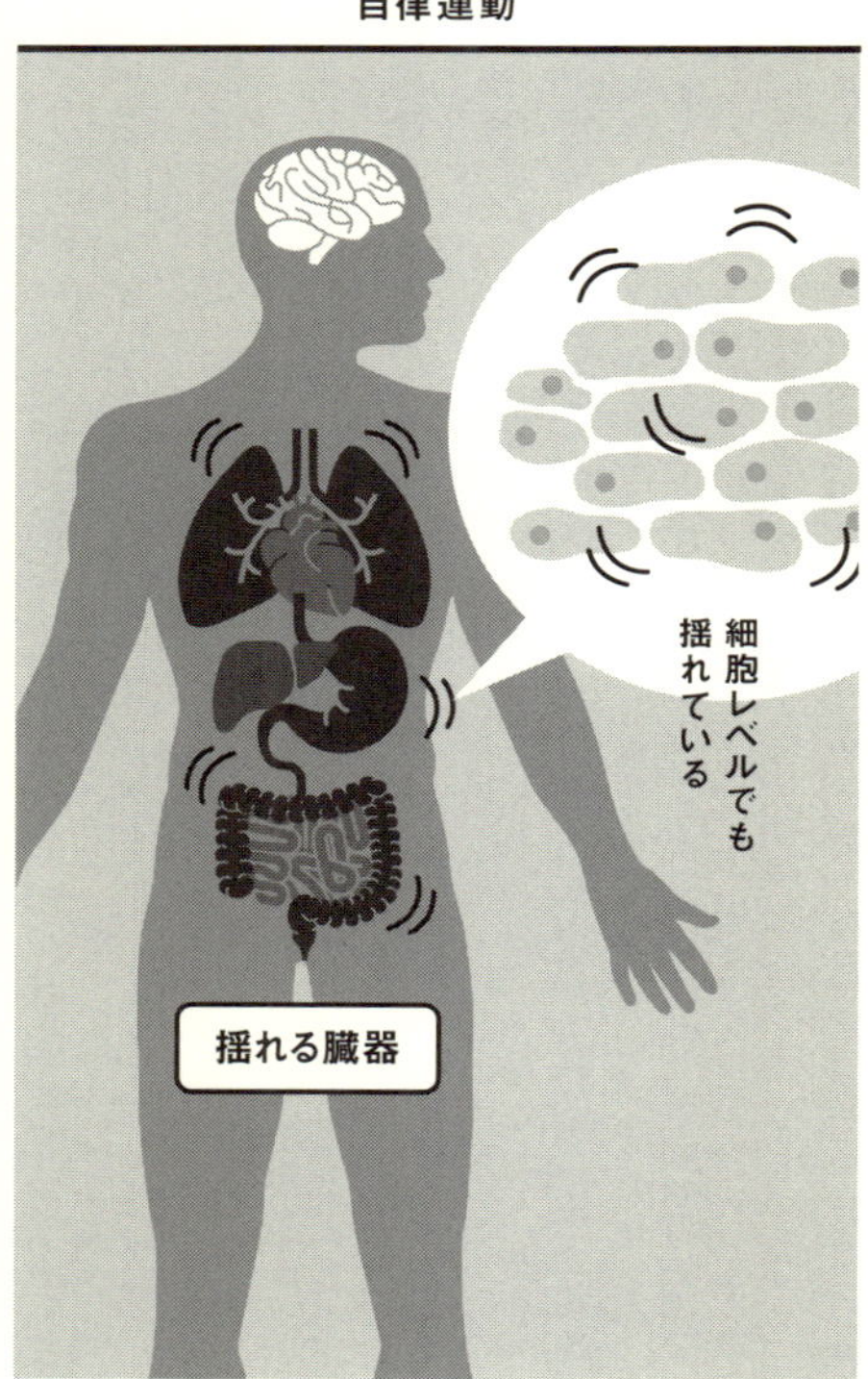

しかし、人が生きている間はずっと、自律運動として人体のすべてのパーツが滞りなく揺れ続けているというのが正常だということはわかっています。

すべての自律運動が完全に止まるのは死の時であり、それまでは、

この自律運動が起き続けるのです。その意味で、自律運動とは生命そのものであり、健康の原動力だと考えていいでしょう。

自律運動は臓器や器官といった各パーツ単位で生じるほか、個々の細胞もそのそれぞれが動いています。すべてが滞りなく、偏りなく、ゆらゆらと自由に揺れ続けていて、体全体がひとつとしても揺れている……それが正常な自律運動です。

そのため、もしある場所でその動きに偏りがあったり、小さくなったり、あるいは止まったりしていれば、そこでは自然治癒力が十分に働いていないということを意味します。

これは、体を蝕む「見えないトラブル」ケース④で説明した「呼吸の波」にも似ていますが、自律運動は呼吸とは関係なく動き続けるものであり、たとえ呼吸を止めたとしても、その動きが止むことはありません。

また、ある場所に自律運動がなくても「呼吸の波」はあるかもしれません。つまり、これらは別のトラブルであり、それぞれ別に生じてきます。

ただ、いえるのは、自律運動にトラブルが生じていれば、その場所には十分な自然治癒力が働いていないということです。

自然治癒力が働いていないと、そこではさまざまな「見えないトラブル」が生じ、さらに、それが目に見える形の症状や疾患として現れてきます。

つまり、自律運動のトラブルこそがすべての「見えないトラブル」の根源であり、そこを治さないことには、ほかのどんなものも治っていきません。

「自律運動」を発見したいきさつ

ここで、私が自律運動を発見したいきさつについて触れておきましょう。

修業時代、私が勤めていた治療院では野口整体という治療法を行っていました。そもそも「整体」という言葉はこの野口整体に発祥するもので、いうなれば整体の元祖といった存在です。

野口整体では触診を重視するため、私は手の感覚を鋭敏にする訓練に日々取り組みます。そしてやがて、全身が呼吸で波打っていることなど（体を蝕む「見えないトラブル」⑤参照）、患者さんの体で起きていることが明瞭にわかるようになり、それに伴って、さまざまな症状を治せるようになってきました。

そのように何年か野口整体に取り組んできたある日、患者さんの体が揺れているような感覚、もう少しいうと、骨がグラグラしているような感覚に気付きます。

自分がめまいでもしているのかと思いましたが、その翌日の施術では、私の手の下で感じられる患者さんの体は、骨だけでなく皮膚も筋肉もあらゆる場所がうねるように揺れていました。

それまで学んできた野口整体ではこういう現象がいわれていなかったので、最初は、それまで苦労して身に着けてきた手の感覚がダメになったのかとショックでした。当時の師匠や雇い主である院長に聞こうかとも思いましたが、クビになると困るので黙っていました。

仕方がないので、これが何なのか確かめようと患者さんの体でくまなく感じてみたところ、どうやらその動きは均等ではなく、動きが左右に偏っていたり、大小があったり、また鈍くなったりしていることがわかりました。

そこで、単純な発想で、全身が均等に動くようにすればいいと考え、そのように調整してみたところ、それまでの治療よりもずっと早く患者さんが治っていきます。

それまでの経験上、「こういう患者さんは時間がかかるな」とか、「これは今の自分には無理だな」とわかる患者さんであっても、その判断をはるかに超える早さで治っていくのです。

私はこれにおどろき、後に自律運動と名付けることになる、その動きの正体を探っていきました。

「自律運動」で自然治癒力を測る

その後の研究から、この自律運動は自然治癒力が動きとして現れたものだということがわかりました。

自然治癒力は見えないし測れないものなので、いろいろなことを言う方がいます。知っての通り、「自然治癒力を引き出す」とうたう治療法や健康法、健康食品などは、世にあふれるほど存在しています。

見えないし測れないので、何とでも言えるわけです。

しかし、この自律運動は動きなので測ることができます。自然治癒力を見える形で捉えられるのです。

この動きがしっかり起きている場所では自然治癒力がしっかり働いているので、何らかの症状があったとして、それを放っておいても治っていきます。自然治癒力が治してくれるからです。

一方、動きが不均等だったり、少ししか動いてなかったり、あるいはまったく動いていない場所では自然治癒力は十分に働いていません。

自律運動に何らかのトラブルが生じている場所は脳の管轄から外れているので、そこを修復するための反応を起こせないのです。

そのため、そういう場所に何らかの症状があれば、それがどんなにささいなものであっても、そのままで治ることはなく、慢性的な症状に移行するでしょう。

そういったことから、自律運動によって自然治癒力の強さを測ることができると、患者さんがその後、良くなっていくかどうかもわかります。これは、施術者にとって、とても有益なことだといえます。

たとえば、整体やカイロプラクティックなどでよくあるケースですが、患者さんの骨格を矯正してすぐは調子が良くても、家に戻ったらまた痛くなって再来院……ということがあります。

骨格を診ると、また同じところがズレているので矯正するわけですが、これを数回繰り返しても、骨格は正しい状態になかなか戻りません。

施術者の多くは、「クセが強いので、体や脳に覚えさせるために何度か矯正する必要がありますね」などと説明しますが、これは苦しまぎれの言い訳でしょう。

骨格のゆがみは一時的になら物理的に変化させられるので、このような治療でゆがみを矯正する方向へ変化を起こすと症状が一時的に解消しますが、物理的に起こした変化はまたすぐに元に戻ってズレてしまいます。

それはなぜかというと、物理的な刺激というのは脳に1~2パーセントしか届かないからです。脳に100パーセント刺激が届くと大変なことになってしまうので、そうなっているのですが、その結果、物理的な刺激のみの治療では脳まで変えることができず、一時的な「変化」は起こせても、「改善」は起こせません。

一方、イネイト活性療法では、自律運動=自然治癒力に直接アプローチして、脳自体を変えられるので「変化」だけではなく、しっかり「改善」させられます。

実のところ、自然治癒力が十分働いていれば、最初の矯正だけで骨格は正しい位置に安定するものです。

そうならないのは、患者さんの自然治癒力が十分働いていないからですが、施術者の側にそれを測る手段がなければ、どうしようもありません。自身の施術が功を奏するかどうかまったくわからないまま、手探りで施術を進めるしかないのです。

一方、自律運動がわかる施術者なら、自分の施術がきちんと功を奏するかどうかわかるので、確信を持って患者さんに接することができます。

「自律運動」を起こすと自然治癒力が回復する

では、患部に自律運動がない場合、施術者はどうすればいいのか？

治せない施術を延々繰り返すしかないのでしょうか？

いいえ。自律運動がないなら起こせばいいのです。そうすると自然治癒力も回復して、さまざまな施術が功を奏するようになります。

もちろん、自律運動が正常なら、施術をしてもしなくてもいずれ自然治癒力が治してくれます。

その場合、施術は治癒を早める手助けとして位置付けられるでしょう。

施術者側で自律運動を起こせるようになると、それまで扱えなかった難しい症状や疾患へのアプローチも可能となります。それは、自律運動＝自然治癒力をうまく働かせると、自然治癒力で治るものならどんなものでも治っていくからです。

おそらく、イネイト活性療法は、この自律運動を起こすことのできる唯一の施術法でしょう。

「イネイト」とは自然治癒力という意味の言葉で、この施術法の名称には、自然治癒力に直に触れて活性化できる施術法という意味も込められています。

ただ、自律運動を起こしたからといって、いきなり自然治癒力が最大値になるわけではありません。正しくは、自律運動を起こすことで、その時点でその人が持ちうる自然治癒力が最大値まで回復するということです。

たとえば、衰弱している方や投薬治療を長期間受けている方は自然治癒力がかなり落ちているので、自律運動を起こしても、一度の治療では一定のところまでしか自然治癒力は回復しません。

しかし、その一定量回復した自然治癒力を土台にして、患者さんの体は回復していくので、次の施術では、さらに大きな自然治癒力を使えるようになっています。まさに「健康の受け皿」を広げていくのです。

このような施術を行うと、再発を繰り返すなど同じところをグルグルしているのではなく、段階を追って着実に治せるようになります。

本当に元気かどうかは「自律運動」が教えてくれる

自律運動がわかってくると、「元気なように見えてそうでない人」のこともわかってきます。

よく、「ここ数年は風邪を引いたことがない」と健康自慢をしている人がポックリ亡くなることがありますが、そういう人の体では自律運動がまったく起きていないものです。

風邪の症状は、免疫の働きが体内に侵入した細菌やウイルスと戦うことで起きてきますが、自律運動がないということは、その免疫の働きさえ起きないほど自然治癒力が弱ってしまっているということです。つまり、その人の元気さはカラ元気なのです。

そのように、自律運動は、その人が本当に元気なのかどうか、自然治癒力が働いているのかどうかを明確に示してくれます。

一見すると、症状のきつい患者さんは治りにくく、症状の軽い患者さんは治りやすいと考えがちですが、実際に治りやすいかどうかを判断するには自律運動を見るしかありません。

自律運動があれば、どんなにきつい症状でも良くなっていくし、自律運動がなければ、どんなに軽い症状でもなかなか治らないわけです。

「自律運動」からイネイト検査へ

さて、この自律運動の存在と意義に気付いたことで、私の施術レベルは大きく向上し、ほかの治療院で治らないものを治せるというクチコミが広がったことで、独立開業してからすぐに朝の5時から患者さんが列を成す状況となりました。

たくさんの患者さんが来院されるので必然的にスタッフを雇うことになりますが、問題はスタッフがなかなか自律運動を捉えられないということです。

手の感覚を鋭敏にする訓練を積んでいけばいいのですが、スタッフの成長を待つ時間的余裕がないため、誰でもできる検査法としてイネイト検査を開発しました。

これなら、3ヵ月くらいの訓練で、自律運動だけでなく体内で起きているありとあらゆる現象を捉えられるようになります。

ただ、正直言うと、個人的にはうれしいような悔しいような感じでした。

私が何年もかけて体得した感覚と同じことを、短期間の訓練だけで誰もが行えるようになるのですから、「あの苦労は何だったんだ」という気持ちにもなります。

とはいえ、これを人に教えられることがわかったのは大きな収穫で、それによりスタッフを養成して分院を展開し、より多くの悩める患者さんの要望に応えられるようになりました。

また、セミナーを通してイネイト活性療法の施術者を養成できるようになったことで、当院以外でも、この施術法を受けられるようになったわけです。

「自律運動」を感知する深さについて

イネイト活性療法は誰もが短期間で学べますが、それと同時に奥の深いものでもあり、施術者の力量によって治療結果に差が出てくるのも確かです。

そして、その力量というところで特に問われるのが、自律運動を感知する深さです。

イネイト検査は、ある意味デジタルに結果の出る検査方法ですが、施術者の脳が患者さんの脳とつながって検査を行うという側面があるため、どこまでしっかりつながれるかという点で施術者によって能力差があります。

自律運動を感知する深さということでいうと、「表面的には正常であっても、その奥ではまだ異常がある」というようにある種の層があり、施術者によって浅い層しか感知できない人、深い層まで感知できる人といった違いが出てきます。

また、動きの偏り方をどれだけ精密に感知できるかという違いもあるでしょう。

当然、深い層まで感知できる人は、その層まで含めた自律運動を起こせるので、治療成果がグンと高まります。言い換えれば、それだけ大きな自然治癒力を引き出せるということです。

極論をいえば、そういう力量のある施術者は、イネイト検査であれこれ細かく全身の「見えないトラブル」を調べなくても、深い層までの自律運動を症状箇所に起こせば、それだけで治癒させられます。

自律運動以外でも同じことで、たとえば、重金属の蓄積を調べる場合、浅い層しか調べられない施術者だと検出できないのに、深い層までわかる施術者は検出できて、それを取り除けるというケースがあります。

そのような力量をつけるには訓練法があり、指導する際にはそこもしっかり伝授していきます。また、施術者の脳にさまざまな「見えないトラブル」についての知識がしっかり入っていないとイネイト検査が正しく働かないので、その部分の学習も心がけてもらっています。

強い電磁波は「自律運動」を止めてしまう

日常生活の中で自律運動のトラブルを起こさないための心がけについて触れておきましょう。

自律運動のトラブルはさまざまな原因で起きてきますが、その中でも現代人にとって問題となりがちなのが電磁波の存在です。

体を蝕む「見えないトラブル」ケース⑥でも少し触れましたが、もともと自律運動の弱い方が携帯電話を使うと、その瞬間に自律運動は止まります。自律運動が十分強い方なら止まりませんが、それでも悪影響があるのは確かなので、なるべくならそこで述べた電磁波対策をとったほうがいいでしょう。

それから、歯科治療についても少し触れておきます。

全身のあらゆる場所に自律運動が起きているということは、当然、歯も動いていることになります。子どものとき、歯に物が詰まっても勝手に取れてくれるのはその動きのおかげです。

大人になると歯の動きは弱くなってきて、特に銀歯を入れたりインプラントをするとその歯は動かなくなり、連動してほかの歯まで動かなくなってきます。そして、自律運動のなくなった歯は虫歯になっていきます。

歯の自律運動の消失は体のほかの場所へ飛び火することがあり、歯科治療が原因で腰痛などが起きるケースも少なくありません。

たとえば、なかなか治らない腰痛の原因をイネイト検査で探っていくと、「上の右の奥歯の何番目」といった場所が根本原因として検出され、統括ポイントで施術してそこに自律運動を起こすと、とたんに症状がなくなることがあります。

銀歯が根本原因となっている場合は、生きている歯ではなく動かないため、治すための別のルートを探すことになります。

自律運動を自分自身で回復させる方法

本項の最後に、自律運動を自分自身で回復させる方法を紹介しましょう。

本当ならイネイト活性療法の施術を受けていただくのが一番確実なのですが、近くにこれをやっている治療院がなく、なかなか受ける機会を得られない方もいると思います。

そこで、誰にでもできる簡易なやり方で自律運動を回復させる方法を公開することにしました。
これにより少しでも自律運動を回復させ、皆さんの健康状態を改善できたなら、私としてもうれしい限りです。

《自律運動を自分自身で回復させる方法》

①患部など気になる場所に手で軽く触ります。その際、どこに自律運動を起こしたいのか、たとえば骨、筋肉、内臓などと具体的かつ明確にイメージします。そして、その触れた場所に自分の呼吸をそっと持ってくるイメージを持ちます。

②手を触れたまま、その場所が自律運動をしているとイメージします。本来、自律運動は上下左右あらゆる方向に動いていますが、それだとイメージしにくいので、たとえば、左右だけの動きでいいので、その触れた場所が動いているとイメージします。

③動きをイメージしながら、毎日繰り返しそっと触っていると、それだけでも自律運動が起きてきます。手の感覚が鋭敏な方なら動きを感じられるでしょう。それは弱い動きかもしれませんが、それによって、何もしないときよりは回復しようという力が生まれてきているのは確かです。

左右の動きだけでいいのかと思う方もいるかもしれませんが、左右の動きがついてくると、ほかの方向の動きも出てくるものです。

また、自律運動が起きてくる感覚がつかめなくても問題ありません。たとえ感覚でつかめなくても、脳はやっていることの意図をわかっていて、自律運動を回復させるように働いてくれます。

ただし、その働きが起きてくるには、この本を読んで自律運動とは何かということを知っている必要があります。それ抜きで、単にこの方法だけをやっても効果はないので、もし誰かにこの方法を教えたいなら、この本そのものを読んでもらうようにしてください。

この自律運動についての説明で、「見えないトラブル」については一通り説明したことになります。

次のＰＡＲＴ２では、イネイト活性療法の具体的な手順とその背景にある考え方について説明していきましょう。

PART

「見えないトラブル」にも対処できる

それを一点で解消する「イネイト活性療法」とは

脳の反応機能で「見えないトラブル」の情報を引き出す

ＰＡＲＴ１では「見えないトラブル」の数々を紹介しましたが、その多くは病院であっても対処できません。それは、感染症以前の感染、微細骨折、脳や臓器のミリ単位での変形といったトラブルは、現代の医療機器では検出されないからです。

なんとか見つけられたとしても、それを治すのはさらに難しいでしょう。

そこで、イネイト活性療法では、「体の本来あるべき状態」を知っている脳に着目し、脳からその正しい情報を取り出して、症状の根本原因を含む「見えないトラブル」の数々を治す方向へ自然治癒力を働かせるという手法をとります。

私の経験からいうと、脳から正しい情報を取り出せる割合が高い人は治りが早く、その割合が低い人は治りが遅いという傾向があります。

さらに、脳から正しい情報を取り出せない場合、治療効果は一時的でしかなく、しばらくすると症状が再発するでしょう。これは、脳が知っている「体の本来あるべき状態」の情報が問題箇所に伝わらないため、自然治癒力が十分に働かないからです。

そこで、イネイト活性療法では「脳の反応機能」という現象を利用して、まず脳から体

体の状態を脳が正しく認知できなくなる原因

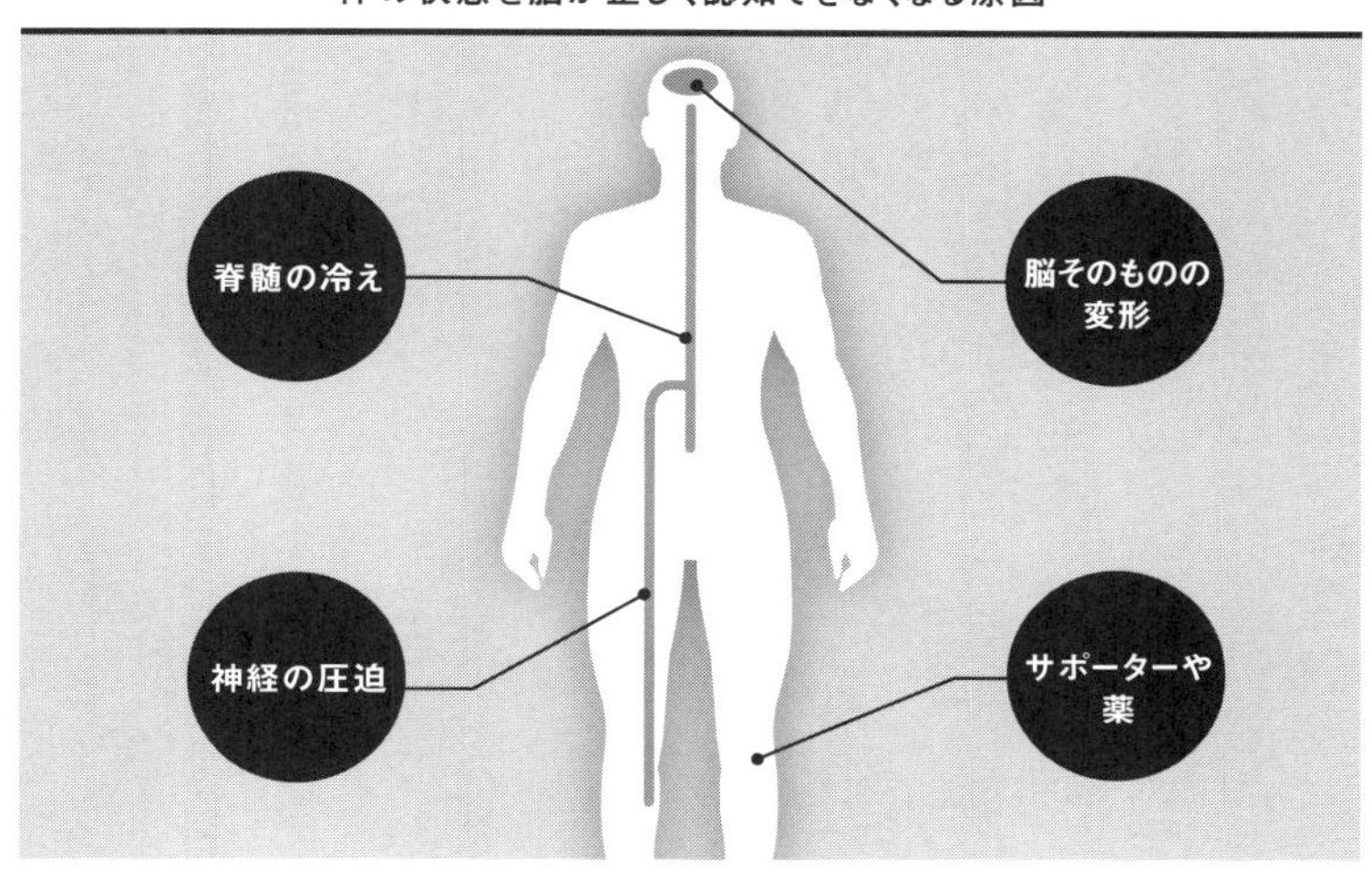

の問題箇所に関する正しい情報を取り出すことを促します。

もともと、脳は「体の本来あるべき状態」を知っていますが、神経の圧迫や脊髄の冷えなどの原因で神経の情報伝達が滞ったり、薬やサポーターなどで痛みなどの症状をごまかしたり、脳の変形などによる「脳の設定障害」があったりすると、体の状態に関する正しい情報が脳に伝わらず、その「本来あるべき状態」へ戻す働きが起きてきません。

このような場合、「見えないトラブル」が起きている場所に関する正しい情報を脳から取り出す必要があり、イネイト活性療法では「脳の反応機能」によってそれを行います。

では、「脳の反応機能」とはどういうものなのでしょうか。

通常、私たちはトラブルを起こしている場所に触れられると、「そこに触れないで！」という信号を脳に送り、すると脳は一瞬キュッと萎縮して、逆に脳からの信号が途絶えた全身の筋肉は一瞬弛緩します。これは誰にでも備わっている生理的な反応なので、それを察知できれば異常は必ず見つけることができます。

イネイト活性療法では、この脳の反応機能を利用したイネイト検査法によって、全身をくまなくチェックし、あらゆる「見えないトラブル」を明らかにすることができます。その結果、症状の根本原因を突き止めることも容易となりました。

意外なところに隠れている根本原因

根本原因は時に意外なところに見つかります。

ある70代女性は、歯槽膿漏での抜歯後に歯茎の炎症が引かず、顎下リンパ節がパンパンに腫れた状態でした。本人いわく「歯よりも腫れたリンパのほうが痛い」とのこと。いわゆる「がん家系」ということもあり、歯科医から口腔外科での精査を勧められ、その予約待ちというタイミングで、イネイト活性療法を行っている治療院を受診しました。

イネイト検査を行ったところ、直接の原因は回腸の弛緩とわかり、さらに、その回腸の弛緩の原因は虫垂（盲腸）の手術痕であると判明しました。つまり、患者さんの訴える症状の根本原因はその手術痕だったのです。

そこまで判明した段階で統括ポイントを施術したところ、その直後から腫れが引いていき、患者さん自身も「痛くない！」とおどろく結果に。

改めて話を聞いてみると、20代の頃に受けた虫垂の手術で使われた、動物性タンパク質の糸が体に合わず、ずいぶん長い間、傷口がふさがらなかった経験があるそうです。

その話を受け、施術を行った施術者は、「回腸は免疫細胞のかたまりのようなものだから、リンパ節の腫れに深いかかわりがあって当然かもしれない」と考察しています。

このように、手術痕が「見えないトラブル」として問題になるケースは少なくありません。

これとは別に、「外反母趾の痛みで歩くのもつらい」と訴える60代女性の症例では、イネイト検査で胆嚢、子宮、盲腸、左の腎臓にトラブルがあると反応。患者さん本人に聞いたところ、「そこはすべて手術しています」という答えが返ってきたそうです。

それらの手術痕について統括ポイントで施術したところ、最初の痛みが「10」だとすると「1」にまで軽減し、その後の追加の施術で「0」に。患者さんは普通に歩けるようになりました。イネイト活性療法では、このような即効的治癒例が珍しくありません。

自然治癒力が働く経路をプログラムする

イネイト検査では、患者さんの脳と施術者の脳が何らかの形でつながります。そのとき、施術者が症状から根本原因へ至るトラブルの連なりと、それに関連して起きている「見えないトラブル」のすべてを正しく把握すれば、それは患者さんの脳にも伝わります。

そして、それだけで患者さん自身の自然治癒力は働き始めます。トラブルが生じているすべての場所が脳の管轄に入ったので、体が治癒へ向かって変化を始めるのです。

たとえば、ある施術者から、イネイト検査だけで治癒してしまったケースが報告されています。患者さんは40代前半の女性。病院で椎間板ヘルニア、梨状筋症候群と診断され、10年ほど前から痛みのために苦しんでいました。

来院時、体は前方に「くの字」に曲がった状態で直立できず、歩くときもだいぶ前屈みで、座っているのもつらく、いったん座ったらそこから立ち上がるのもひと苦労という状態でした。座っていても両方の太ももにひじを突いたままで、上体を起こすことができません。イネイト検査により原因は子宮と判明。

施術前・施術後を動画で比較するため、施術者が携帯電話のカメラを準備していたところ、その最中に治癒が起き始めたらしく、施術前の状態を撮るつもりで立ち上がるように促すと、普通にパッと立ち上がりスタスタ歩き出したそうです。

患者さんによると、「さっきまで何をしていても痛かったのに、まったく痛くない」とのことで、普通に前・後屈までできてしまいました。

本来なら統括ポイントで施術することになりますが、このようにイネイト検査だけで治癒してしまうケースもまれに起こります。

施術初心者でも確実に成果を上げられる

脳をコンピューターに例えると、イネイト検査で根本原因を探ることとは、「症状から根本原因へ至るトラブルの連なりについての情報」を患者さんの脳にインプットすることにあたります。

その情報をもとに自然治癒力が働くべき経路がプログラムされ、あとはスイッチひとつで自然治癒力はそのプログラムされた経路を通して働き、根本原因から症状に至るすべてのトラブルに治癒が起きてくるわけです。

イネイト活性療法では、そのスイッチを「統括ポイント」と呼びますが、その説明は後に回すことにして、ここで説明したいのは、その「自然治癒力が働くべき経路のプログラム」に間違いがあってはならないということです。

それは、体の実際の状態と、イネイト検査によって脳が把握した体の状態が、きちんと合っていないと自然治癒力は正しく発揮されないからです。

そこで、イネイト検査では検査漏れがないように、症状とその原因について細かく厳密に検査することになります。多くの場合、検査項目は20～30ヵ所です。

どこをどう調べれば根本原因を見つけやすいか、という一応の手順はありますが、100人の患者さんがいれば100通りの体があるので、短時間でスムーズに根本原因まで明らかにするには、医学的知識もある程度に頭に入れて、施術経験を積む必要があります。

経験を積んだ施術者の場合、患者さんの脳と深いレベルでつながることができるので、症状から根本原因へ至る経路の見当が容易につくようになり、1分ほどですべての検査を終えられるでしょう。

ただし、施術初心者だったり、イネイト活性療法の施術に慣れていない段階であったりしても、時間をかけて全身を詳細にイネイト検査で確認していけば、必ず治療成果を上げられます。このように、初心者でも確実に成果を上げられるというのが、イネイト活性療法の大きなメリットです。

本来、体の各パーツは脳の統括下で「ひとつ」として連動している

イネイト検査によって、症状から根本原因へ至るトラブルの連なりと、それに関連して起きている「見えないトラブル」のすべてを正しく把握すると、そもそも脳は「体の本来あるべき状態」を知っているわけですから、それだけでも体は治癒へ向かって変化を始めます。これはすでに説明した通りです。

つまり、イネイト検査を行っただけでも体は自然に良くなっていくのですが、イネイト活性療法では、より自然治癒力の発揮を促すために「統括ポイント」へ働きかけます。

この統括ポイントついて説明する前に、脳による全身の「統括」ということについて説明しておきましょう。

症状から根本原因へ至るトラブルの連なりを明らかにして脳に把握させた状態は、「体の本来あるべき状態」を知っている脳が、その症状に関係するすべての問題をうまく統括できる状態にあるということ。すなわち全身が脳の管轄に入るということでもあります。

本来、体の各パーツは脳の統括下で「ひとつ」として連動するものであり、それこそが本来あるべき正常な状態です。

総合病院では「外科」「内科」「泌尿器科」「耳鼻咽喉科」というように、さまざまな「科」に分かれていて、私たちもそのような見方に慣れてしまっていますが、本来、人体はパーツの寄せ集めではなく、「ひとつ」の生命として機能しているはずです。

そして、体の各パーツを「ひとつ」にまとめているのが脳です。

そこで、イネイト活性療法では、体のすべての場所が脳の管轄内にあれば健康は保たれると考えます。

正常で健康な体は、脳の統括のもとで全身が「ひとつ」として連動していますが、何らかの症状のある場所や、その原因となっているトラブルがある場所は脳が統括できなくなっていて、体のほかの部分から切り離されてしまっています。

そういう見方で考えると、「症状から根本原因までの原因の連なり」と、それに関係する「見えないトラブル」について脳が認識することは、トラブル箇所を含めた全身すべてを「ひとつ」として認識しなおすことを意味しているのだと理解できます。

そのとき、脳は「ひとつ」としての体を取り戻すので、統括ポイントにより、脳が知っている「体の本来あるべき状態」へ戻す働きかけが可能となります。

「守る」から「治す」へ脳を切り替える

一方、これまで説明してきた脳と体との関係という視点では、統括ポイントを「脳と直結するスイッチ」と考えることもできます。

これは、自然治癒力を「治す」方向へとオンにするスイッチです。脳には直接触れられないので、このスイッチに働きかけるのです。

すでに述べたように、イネイト検査を行うだけでも体は治癒へ向かって変化を始めますが、より良い治療結果を得るには、それに加えて自然治癒力が治癒を開始するための「ささやかなきっかけ」が必要とされます。

なぜなら、脳というものは、体の状態を正しく認識していても、時として、「治す」より「守る」ほうへと自然治癒力を働かせてしまうからです。

つまり、積極的に体を治癒しようとするよりも、現状を維持して、さらなる悪化を回避するほうを選択する傾向があるのです。これは本能的な脳の働きなのでしょう。

そのため、脳が体の状態を正しく認識したとしても、「よし、そこを治せ！」という指令ではなく、「よし、そこを守るために現状を維持せよ！」という指令を発することがあります。これでは、イネイト検査で脳に体の状態を認識させたとしても、症状はなかなか改善していきません。そこで、統括ポイントです。

統括ポイントへの働きかけは、「守る」から「治す」へと脳を切り替え、その方向で自然治癒力を働かせるためのささやかなきっかけとなります。

それにより、脳に認識させたすべてのトラブルは一度に調整され、問題となっていた症状もすみやかに解消されるのです。

ちなみに、統括ポイントはそのつど異なる体表上のポイントとなり、イネイト検査を用いてその一点を割り出します。

統括ポイントを見つけるときには、全身のすべてを対象に検査して場所を絞り込んで特定するやり方が基本ですが、イネイト活性療法の施術経験を十分に積んだ施術者なら、その経験から判断した数ヵ所の統括ポイント候補の中から、患者さんが施術時にとれる体勢などに応じて選ぶこともできます。

100万件の症例が証明するイネイト活性療法の効果

はっきりとした数はわかりませんが、私が総院長を務める「あさひ・快信・豊田整骨院グループ」でこれまでに診た患者さんと、私の指導によりイネイト活性療法を学び、自らの施術に取り入れている施術者の症例を合わせると、この治療法の症例は100万件を超えるものと思われます。

扱ってきた症状・疾患も多岐にわたり、腰痛、椎間板ヘルニア、脊柱管狭窄症、五十・四十肩、むち打ち、変形性膝関節症の痛み、坐骨神経痛、各部の関節痛といった典型的な筋骨格系疾患のほか、頭痛、突発性難聴、肋間神経痛、関節リウマチ、花粉症、アトピー性皮膚炎、狭心症、良性腫瘍、無月経、うつ病、双極性障害（躁うつ病）、不安症……など、数え上げればきりがありません。

これまで、多種多様な症状がイネイト活性療法によって治癒しており、その中には奇跡的とも思える治癒例も少なくないのです。それらの症例の数々は、この治療法の確かさを何より雄弁に語っています。

もちろん、患者さんの自然治癒力の働きには個人差があり、治る早さはそれぞれで、すべてのケースですみやかに完治に至るわけではありません。

とはいえ、イネイト活性療法によって自然治癒力の働きが大きく向上するのは確かで、1回施術を受けると、次回の施術までに症状は少し改善していきます。そして、施術を繰り返し受けることで、少しずつであっても確実に改善していきます。

そのような確実な改善の積み重ねにより、病院で良くならなかった重症の疾患であっても必ず良くなっていきます。完治にまでは至らないとしても、日常生活に支障のないところまでは治癒するはずです。

通院回数については個人差があるので、はっきりこうとは言えません。ただ、投薬治療を受けている方や何らかの手術を受けた方については、回復まで時間がかかるケースが多いことが、これまでの施術経験からわかっています。

特に、抗うつ剤や精神安定剤などの薬を服用している患者さんに、その傾向が見られます。これはおそらく、薬によって自律神経がダメージを受けているためでしょう。

脳と体をつなぐ自律神経がダメージを受けていると、イネイト活性療法はうまく働きにくくなります。

ただ、そのようなケースであっても、生きている限り自然治癒力がなくなることはないので、イネイト活性療法の施術を繰り返すことで、少しずつですが確実に回復していきます。

諦めずに施術を継続すれば、日常生活に支障のないところまで治っていくはずです。

次のＰＡＲＴ３では、科学的に解明されつつあるイネイト活性療法の治療効果について詳しく説明しましょう。

PART

あなたにもできる「イネイト活性療法」

科学的、医学的にも
検証されている

イネイト活性療法七つの特徴

ここまでの説明を踏まえ、次に紹介する「七つの特徴」という形でイネイト活性療法の全体像を改めて振り返ってみましょう。

●イネイト活性療法七つの特徴

①体のすべてを検査し、症状・疾患の根本原因を検出できる
②検査したところすべてを施術できる
③検査したところすべてを、たった一点の調整で同時に施術できる
④施術時間は最短1分
⑤無痛療法である
⑥施術者は体力も力もいらない
⑦習得が容易である

以下、ひとつずつ説明していきます。

まず、①の「体のすべてを検査し、症状・疾患の根本原因を検出できる」ですが、これは脳の反応機能を応用した独自の検査法であるイネイト検査によって全身のトラブルを検査して、患者さんが訴える症状の原因をさかのぼり、根本原因を検出することを指しています。

次に、②の「検査したところすべてを施術できる」とは、イネイト検査で明らかになったトラブルを修復するための正しい情報を脳から取り出し、それらのトラブルに対して一気に施術できるということです。

検査でわかったトラブルはすべて施術できるので、施術者にとっては不得意な症状・疾患がなくなるというメリットがあります。

精度の高い検査を行うと、体のいろいろな場所で起きているトラブルの状態が正確に把握でき、それに対応する脳の正しい情報も的確に取り出せることになるので、自然治癒力が発動しやすくなります。この仕組みによって、検査したところすべての場所で治癒へ向けた変化が起きるのです。

③の「検査したところすべてを、たった一点の調整で同時に施術できる」とは、統括ポイントを介して脳へ働きかけ自然治癒力のスイッチをオンにすることで、検査でわかったすべてのトラブルを同時に施術できるということです。

体は「ひとつ」として機能しているので、一点の調整だけで全身の数十ヵ所を施術できます。症状から根本原因へ至るトラブルの連なりをすべて同時に施術できるので即効性があり、また、根本からの治癒となります。

人間には手が2本しかないので、これまでの手技療法は1ヵ所か2ヵ所しか同時に施術できませんでした。しかし、すべてのトラブルの情報を脳に集約し、統括ポイントを通じてそれらへ同時に働きかけることで、この施術法では数十ヵ所を同時に施術できることになりました。その点で、これは革新的な治療技術だといえます。

④の「施術時間は最短1分」というのは、習熟した施術者の場合、検査から施術まで最短1分ほどで行えることから、こう表現しました。そのような短時間の施術であっても確かな結果を得られます。

これには、施術者にとっては限られた診療時間内に多くの患者さんを診られるというメリットが、患者さんにとっては待ち時間が短くなるというメリットがあるでしょう。

習熟度が足りない場合、短時間での施術は難しくなりますが、それでも、時間をかけてしっかり検査を行うと確実に治療成果を上げられます。

⑤の「無痛療法である」については、統括ポイントの施術はその場所を矯正するよう軽く圧をかけるだけなので、施術による痛みがないということです。とてもソフトに触れる

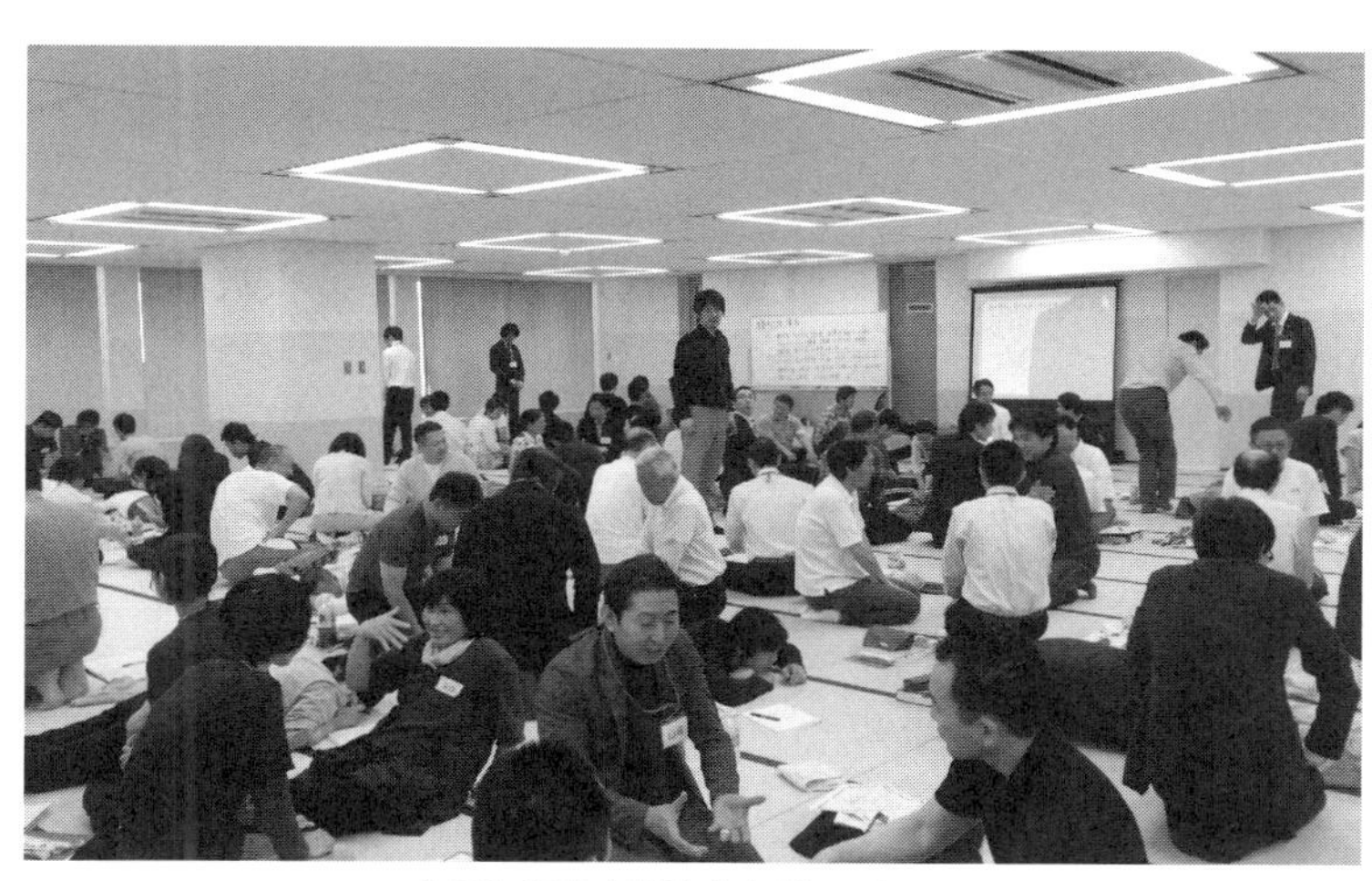

全国治療家支援協会主催のセミナー。
各地から多くの人々が集まり、熱心にイネイト活性療法の修得に励んでいる

ので、患者さんに不快感を与えることがありません。

⑥の「施術者は体力も力もいらない」というのは言葉通りの意味です。イネイト検査も統括ポイントの一点施術もまったく力がいらないので、女性や高齢者など体力に不安のある方でも施術を施すことができます。

また、患者さんを何人施術しても疲れないので、1日にたくさんの患者さんを診ることができます。

最後の⑦「習得が容易である」は、イネイト活性療法の考え方と基本的な技術を一通り学べば一定の治療成果を上げられるということです。基本レベルであれば、過去に1日で習得した人もいるほどです。

ちなみに現在、全国治療家支援協会（https://toyoda-seminar.com/）としてのセミナーを開催していますが、そこでは日本のみならず世界中の治療家・素人の関係なく大変多くの方々がイネイト活性療法の修得に励んでいます。

訓練と経験を積み、医学知識を幅広く学ぶことで施術の質が向上していくのは言うまでもありませんが、初心者であっても従来の一般的な治療法を超える成果を確実に上げられるはずです。

イネイト活性療法の施術はシンプル過ぎて、ほとんど何もやっていないようにも見えます。しかし、これは本当に治すために余計な要素を除いていった結果、こういう形になったのです。

道具を使わず、見栄えのする技などもないイネイト活性療法ですが、これまでの施術経験から、こと「治す」ことに関しては、ほかの治療法を大きく上回るものがあると自信を持っています。

イネイト活性療法の施術効果を医学的に検証する

イネイト活性療法に触れたことのある医師は、医学的には説明のつかない治療効果に感心したり困惑したりするようです。

イネイト検査で子宮筋腫が見つかったケースでは、当初、患者さんの訴えは、首や肩、腕、肩甲骨回りに痛みやシビレがあるというものでした。

しかし、イネイト検査で全身を精査したところ、たまたま子宮内壁の左側に約4・5センチと約1・6センチの筋腫があることが判明。

訴えていた症状自体は統括ポイントの施術で解消されましたが、施術者が念のためと考え、筋腫の可能性を患者さんに伝えたところ、実はその方のご主人は産婦人科の開業医とのことで、家に帰ってすぐに検査を行うことになりました。

ご主人は「そんなものでわかるわけがない。適当なことを言って……」とまったく信じなかったそうですが、検査の結果、イネイト検査での見立てどおりの場所とサイズの筋腫があることがわかりました。ご主人は言葉を失ったそうです。

その後の施術では、イネイト検査で筋腫が小さくなったことを確認。ご主人による画像診断でもやはり小さくなっていました。

ご主人からは、「筋腫は水ぶくれみたいな種類もあるので小さくなることも考えられるが、これはチョコレート嚢腫なので、1週間足らずでこんなに小さくなってしまうことはありえない」と言われたそうです。

画像診断で退縮が確認された子宮筋腫

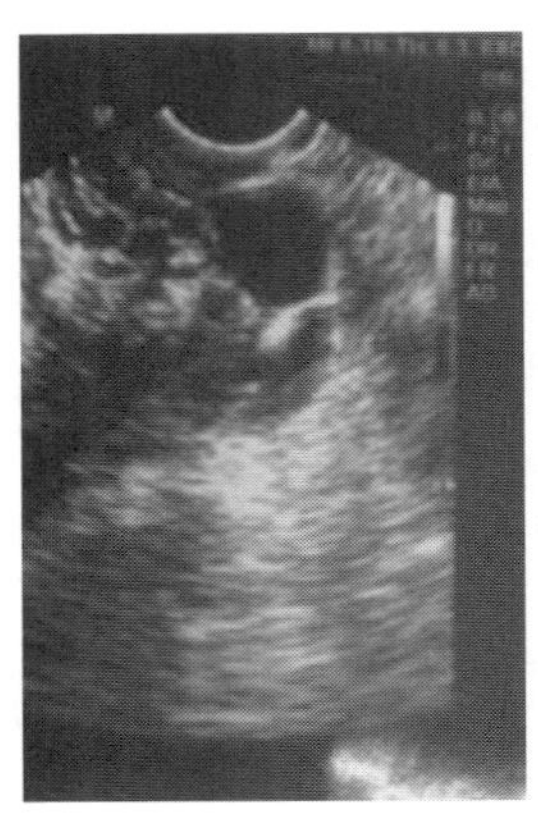
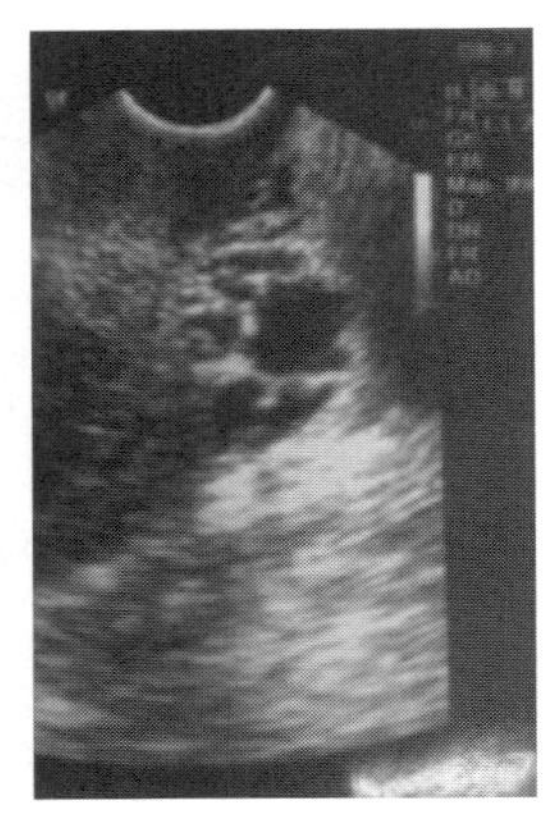

左の写真が治療前、右の写真が治療後

このように、一部の医師も確認しているイネイト活性療法の治療効果ですが、そのような声をどれほど集めても、医学の世界ではなかなか相手にされないのが現状です。

イネイト活性療法セミナーの受講生には、内科医や整形外科医、歯科医、獣医などもいますが、そういう方々が「イネイト活性療法には確かに効果がある」と報告しても、現状の医学では説明のつかない治療効果であるため、一般の医師や医学界から耳を傾けてもらえないのです。

もちろん、患者さんからの「治った！」という声も同様です。

ある治療法に確かな効果があるかどうかを判断する科学的根拠のことを「エビデンス（evidence）」といいますが、そのエビデンスには確かさのレベルがあり、症例報告はその「確かさ」が比較的低いものとされています。つまり、治癒例をどれほど積み重ねても、医学の世界ではなかなか認められないのです。

医師から認められなくても特に問題はないのですが、医学的に確かでないというだけの理由で、さまざまな症状・疾患に悩む方がイネイト活性療法の受診に二の足を踏むのであれば大いに問題です。

よそで治らなかったものが治る機会を逃してしまうからです。

そこで私は、一度きちんとした形でイネイト活性療法のエビデンスを検証したいと考えて、一般財団法人日本臨床試験協会（ＪＡＣＴＡ）の協力により、医学的な基準を満たす臨床試験を実施しました。

試験統括責任医師となっていただいたのは、日本橋エムズクリニックの宮田晃史医師で、結果の測定場所はＪＡＣＴＡ内検査室。試験の目的は、イネイト活性療法がさまざまな身体の違和感や不調に対して効果があるかどうかの検証です。

試験の内容と結果の詳細については後ほど述べますが、結論からいえば、イネイト活性療法の治療効果について医学的にも証明された形となりました。

この結果が医学的かつ公に認められるには、査読のある学術論文誌に論文が掲載される

イネイト活性療法についての論文が掲載された学術誌

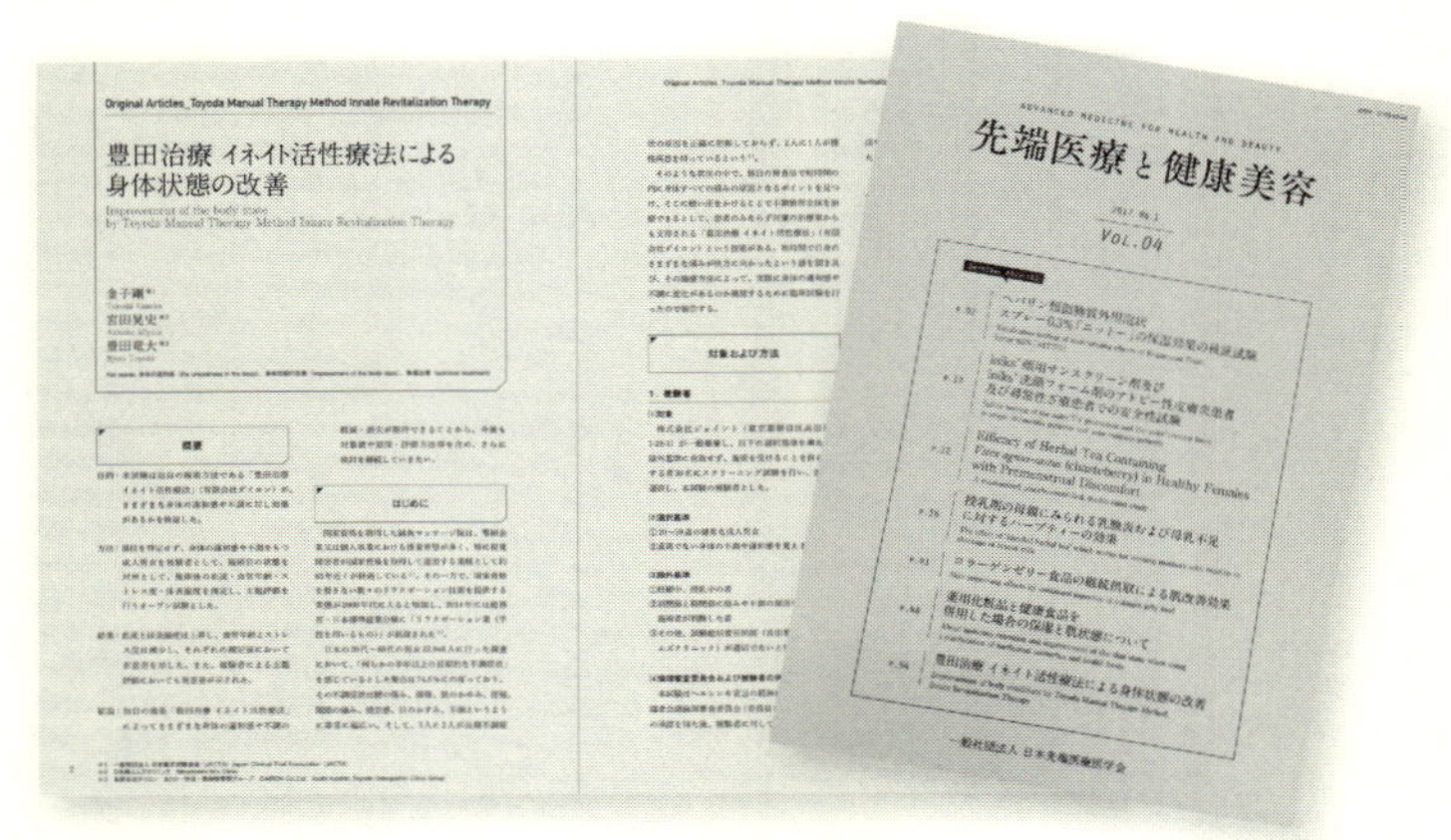

左が論文冒頭の写真、右が学術誌の表紙写真

必要があるため、一般社団法人日本先端医療医学会の学術論文誌『先端医療と健康美容（ADVANCED MEDICINE FOR HEALTH AND BEAUTY）』に投稿し、『豊田治療 イネイト活性療法による身体状態の改善（Improvement of body state by Toyoda Manual Therapy Method Innate Revitalization Therapy）』のタイトルで掲載されました。

査読というのは、学術論文誌などへの論文掲載の是非を判断するために、その分野の専門家が論文を評価することで、医学系の学術論文誌の場合、医学的な基準を十分に満たしていない論文は査読の結果、掲載不可とされます。

逆にいえば、査読をパスして学術論文誌に掲載された論文は信頼性の高いものと見なされるわけです。

なお、このイネイト活性療法の医学論文を査読していただいた、日本先端医療医学会理事長の白川太郎先生は、英オックスフォード大学医学部で10年の研究経験を持つ遺伝子の権威であり、帰国後は京都大学医学部教授を経て末期がん治療の専門医として多くの患者さんを救われている方です。

自覚症状の改善が明確に証明された

試験の結果としては、まず各測定値で改善方向への有意な数値が出ました。「有意」というのは、統計学的に考えて、ただの誤差では済まされない、はっきりとした結果が出たことを意味しています。

具体的には、平均血流速度が、施術前5・45±3・21 cm/s,kHzから、施術後6・03±3・43 cm/s,kHzへと有意に上昇（改善）、血管年齢については、施術前44・15±12・38歳から、施術後42・55±11・31歳へと有意に低下（改善）しています。

また、ストレス度の指数については、施術前51・15±14・13から、施術後44・75±11・59へと有意に減少（改善）、体表温度については施術前31・55±2・20度から施術後32・

00±1・75度へと有意に上昇（改善）しました。

この結果をわかりやすく言い換えると、「血流が良くなり、血管年齢が若返り、ストレスが軽減され、体が温かくなった」ということになります。

一方、身体状態の主観評価については、「気になる身体の違和感・不調」の場所については、頭、肩、首、背中、腰、腕、ひじ、手首、指先、脚、爪先、太もものむくみ、ひざ、股関節……など多岐にわたっていましたが、そのうち、「1番目に気になる身体の違和感・不調」は施術前2・60±0・50点から、施術後4・15±0・67点へ、「2番目に気になる身体の違和感・不調」は施術前2・65±0・59点から、施術後4・10±0・72点へ、「3番目に気になる身体の違和感・不調」は施術前2・90±0・55点から、施術後3・95±0・76点へと、いずれも上昇（改善）しました。

また、「日常的な動作に差支えがある」の項目については、施術前3・20±0・77点から施術後4・05±0・76点へと上昇（改善）、「関節のゆるみ、ぬけ感」については、施術前3・05±0・22点から施術後4・10±0・72点へと上昇（改善）しています。

論文では、以上の結果を受けた考察として、

「試験の結果、機器による測定において、血流と体表温度は上昇し、血管年齢とストレスは低下し、それぞれの測定値において有意な改善を示した」

身体状態の主観評価の推移

表1 測定値の推移

(n=20)

項目(単位)	測定値		測定値の経時比較
	施術前	施術後	p値(施術前-後)
平均血流速度(cm/s,kHz)	5.45 ± 3.21	6.03 ± 3.43	0.004**
血管年齢(歳)	44.15 ± 12.38	42.55 ± 11.31	0.023*
ストレス(指数)	51.15 ± 14.13	44.75 ± 11.59	0.008**
体表温度(°)	31.55 ± 2.20	32.00 ± 1.75	0.029*

平均値±標準偏差　** :p<0.01 , * :p<0.05 vs. 施術前

表2 身体状態の主観評価

(n=20)

項目(点)	測定値		測定値の経時比較
	施術前	施術後	p値(施術前-後)
1番目に気になる身体の違和感・不調	2.60 ± 0.50	4.15 ± 0.67	<0.001**
2番目に気になる身体の違和感・不調	2.65 ± 0.59	4.10 ± 0.72	<0.001**
3番目に気になる身体の違和感・不調	2.90 ± 0.55	3.95 ± 0.76	<0.001**
日常的な動作に差支えがある	3.20 ± 0.77	4.05 ± 0.76	0.001**
関節のゆるみ、ぬけ感	3.05 ± 0.22	4.10 ± 0.72	<0.001**

平均値±標準偏差　** :p<0.01 vs. 施術前

「また、被験者による主観評価においても有意差が示された。特に『気になる身体の違和感・不調』については、『1番目に』気になる症状、次いで『2番目に』気になる症状の評価スコア変化量が大きく、日ごろ気になっている症状ほど、より改善・軽減される可能性が示された」

「本試験においてはストレス度の機器によるスコアも施術前後を比べると有意な軽減が示された」

と評価しています。

また、結論として、

「独自の施術『豊田治療 イネイト活性療法』によってさまざまな身体の違和感や不調の軽減・消失が期待できることから、今後も対象数や期間・評価方法等を含め、さらに検討を継続していきたい」

とも述べられています。

先ほども触れたように、この論文は査読を経て医学誌に掲載されたわけですから、イネイト活性療法の治療効果について一定の医学的なエビデンス（確固たる科学的証拠）がこれにより得られたことになります。

臨床試験が明らかにしたイネイト活性療法の大きな可能性

この臨床試験で得られた結果の意味するところについて、少し補足しましょう。

一般にもよく聞かれる「血管年齢」は、ひと言で言えば動脈の硬さや弾力を示す指標のことで、数値が小さい（若い）ほど、動脈が柔らかくて弾力があることになります。

当然、血管年齢が若いほど、動脈硬化とそれが招く疾患（脳梗塞、脳出血、心不全、狭心症、心筋梗塞、腎硬化症、大動脈瘤、閉そく性動脈硬化症、壊疽（えそ）など）のリスクは低くなるわけです。

いずれの疾患も、場合によっては生死にかかわるものですから、イネイト活性療法によって、死のリスクを低くできると考えてもいいでしょう。

一方、平均血流速度、ストレス度の指数、体表温度の改善については、イネイト活性療法の施術が自律神経に作用したことを示しています。

自律神経とは、循環器や消化器、呼吸器などの活動を調整するために常時働いている神経であり、その働きが乱れると体にさまざまな不調が現れます。

逆にいえば、その働きを適切に調整できたら、健康状態の維持と向上をはかれるということです。

イネイト活性療法のように、施術者の手によって施術を行う治療法を「手技療法」と総称しますが、日本臨床試験協会の方から聞いた話では、手技療法が自律神経へ作用を及ぼしたことが数値として証明された論文は、これまで存在しなかったそうです。つまり、この論文が初めてということです。

これまでの手技療法の論文は、施術により筋肉が柔らかくなったとか、関節の動きが良くなったとか、そういうものしかなかったそうです。

なぜ、そういう状況だったのかというと、自律神経への作用が数値として確認できる手技療法がこれまで存在しなかったからでしょう。

さて、平均血流速度の向上、つまり血流が良くなったということについては、それにより、全身のさまざまな臓器や器官へ酸素と栄養が、より良く行き渡ることにもつながります。酸素と栄養が行き渡ることで、臓器や器官が本来の正常な働きをより保ちやすくなることはいうまでもないでしょう。

つまり、イネイト活性療法には、死のリスクを低減させて人の寿命を延ばし、自律神経の調整により健康状態を向上させ、臓器や器官のさまざまな疾患を予防・改善する可能性のあることが、この試験で示されたことになります。

今回の臨床試験ではすべての検査項目について測定値の改善を確認できましたが、検査項目をさらに増やすと、健康状態に関するほかの指標についても改善を確認できるものと思われます。

自律神経系に対する手技療法の分野で「世界初」の受賞

ただし、数値で確認できるのは、人体で起きていることのほんのわずかな部分でしかありません。

PART1でも説明しましたが、さまざまな症状の背後には医学的に未確認のトラブルが存在しており、本書ではそれを「見えないトラブル」と呼んできました。

そのほとんどは医学的な検査で確認できないということを考えると、今回の臨床試験で明らかになったのは、イネイト活性療法の治療効果のごく一部を、測定数値として切り出したものだといえます。

しかし、たとえ一部であっても、その治療効果の確かさが医学的に証明されたのは画期的なことでした。

イネイト活性療法の施術では、医学的に捉えられないトラブルも含め、そのすべてへ何

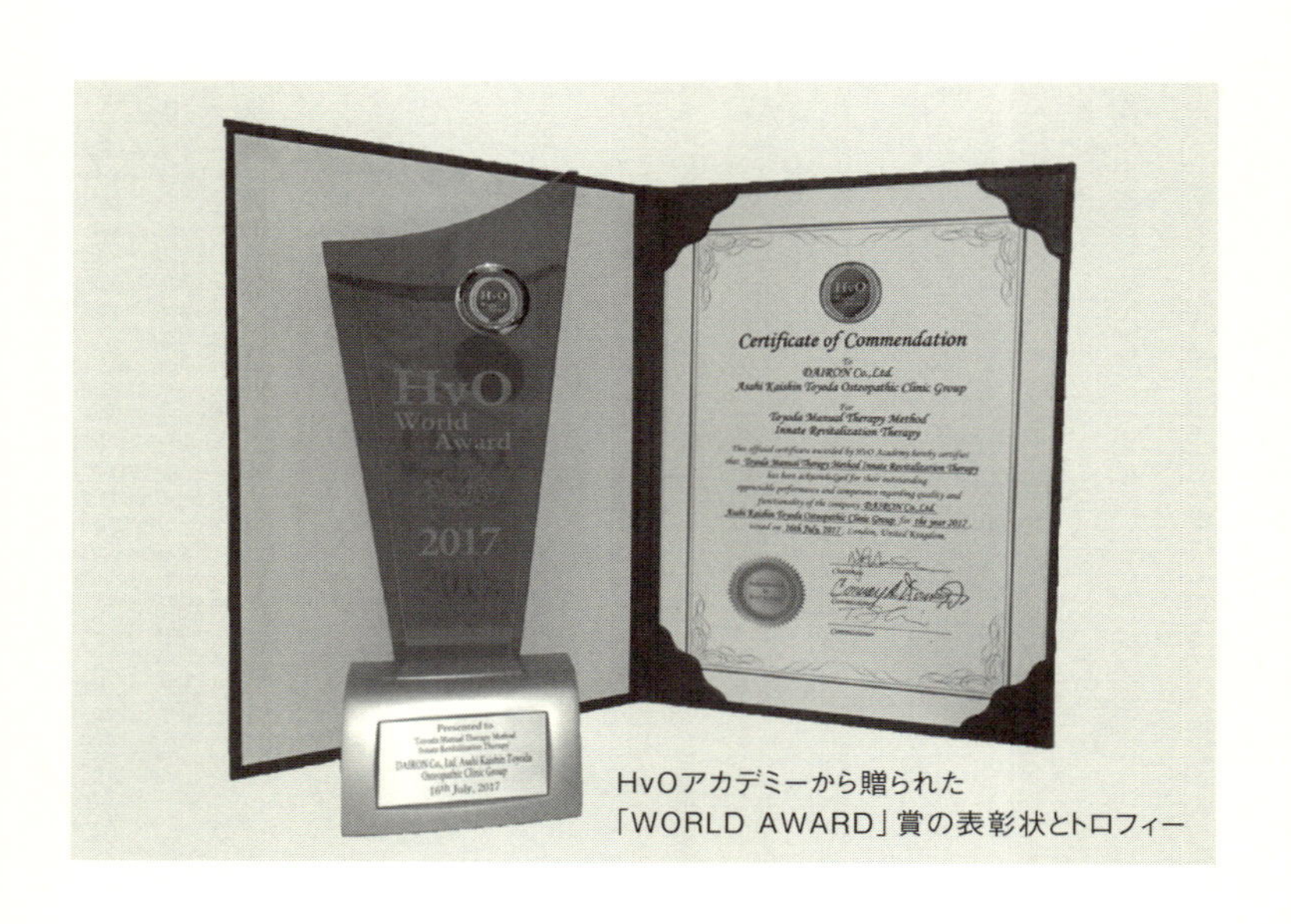

HvOアカデミーから贈られた
「WORLD AWARD」賞の表彰状とトロフィー

らかの改善が起きてきます。その結果として、この臨床試験における自覚症状の改善も起きてきたものと考えていいでしょう。

プロローグでも触れましたが、この論文は英訳もされて、アメリカのハーバード大学やイギリスのオックスフォード大学出身メンバーで構成されるHvOアカデミーから「HvO WORLD AWARD」という賞が贈られることになりました。

受賞時点では、自律神経系に対する手技療法の分野で「HvO WORLD AWARD」を贈られたのは私の論文が世界初とのことです。このことからも、このイネイト活性療法は、医学の分野でも手技療法の分野でも、未踏の領域を切り開く治療法であるといえそうです。

あとがき

この本の読者には何らかの不快な症状を抱えている方も少なくないでしょう。
しかし、どんなにそれが不快でも、自分の体とは一生付き合っていくわけですから、その体のことをきちんと知っておく責任が各自にあると思うのです。

少し厳しい言い方になりますが、自身の体のことを知る努力を怠っている方ほど健康管理をおろそかにする傾向があり、それなのに、いざ病気になると医療機関に依存しきり、それで治らなかったら病院などのせいにして、文句を言っているように見えることがあります。

そうではなく、もっと自分の体に責任を持ってきちんと向き合い、体でどんなことが起きているのかを知るべきではないでしょうか。

そういう姿勢を最低限持った上で、でも、自分自身ではどうすることもできないというときにはじめて、医療機関を頼るべきだと私は考えます。

私がここまで言うのには理由があります。

それは、先天性の疾患や事故による障害などを除き、どんな疾患・症状であれ、生まれてきてこれまでの間に、その人が何を食べ、どんな生活を送ってきたかという中でつくられたものだからです。

しかも、はっきりした症状が出て、病院で何らかの診断名が付くずっと以前の段階で、皆さんの体はたくさんのサイン（兆候）を出してくれていたはずなのです。

せっかくサインを出してくれているのに、それを無視し続けた結果、はっきりした症状が現れるようになるというケースが非常に多いのです。

これは非常に残念なことであり、だからつい私も強く言ってしまいます。本来なら、自分自身でつくった病気・症状なのだから自分自身で治すのが筋というものだし、実際、治せるようにできているのです。

本書では体で起きている「見えないトラブル」を数多く紹介しましたが、実際には「見える」ことも少なくありません。

医療機器では見えなくても、「最近、何か変だな」という形で自分自身には見えていることがあるのです。

その「何か変だな」の背後で起きていることを知ってもらいたいと思い、一般の読者にとっては少し難しい内容になったかもしれませんが、「見えないトラブル」について詳しく説明しました。

人の心身というのは不思議なもので、体の中で起きていることに気付いたり、あるいは考えたりするだけでも、回復へ向かおうとする働きが起こり、自然治癒力が湧いてくるものです。

この本を通じて、皆さんが自分自身の体に関心を向けていただき、少しでも健康になってもらえたなら、それに勝る喜びはありません。

最後に、情報を提供していただいたイネイト活性療法アカデミー講師陣と受講生に感謝の意を表したいと思います。

全国治療家支援協会代表
あさひ・快信・豊田整骨院グループ総院長
豊田治療指導室代表
豊田竜大

根本治癒！　脳が教えてくれる「見えないトラブル」

2019年 1 月31日　初版第 1 刷
2022年 3 月30日　　　第 4 刷

著　者 ―――――― 豊田竜大
発行者 ―――――― 松島一樹
発行所 ―――――― 現代書林
〒162-0053　東京都新宿区原町3-61　桂ビル
TEL／代表　03(3205)8384
振替00140-7-42905
http://www.gendaishorin.co.jp/

ブックデザイン＋DTP ―――― 吉崎広明（ベルソグラフィック）
カバー・本文イラスト ―――― Macrovector, i3d/Shutterstock.com
章扉イラスト ―――― Anatomy Insider/Shutterstock.com

印刷・製本　広研印刷㈱
乱丁・落丁本はお取り替えいたします。

定価はカバーに
表示してあります。

ISBN978-4-7745-1748-3 C0047